彩色图解

伤寒论

张东◎主编

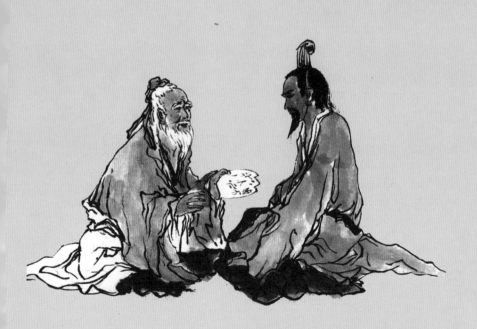

ℂ吉林科学技术出版社

图书在版编目（CIP）数据

彩色图解伤寒论 / 张东主编 . -- 长春 : 吉林科学
技术出版社，2022.6
ISBN 978-7-5578-9028-5

Ⅰ . ①彩… Ⅱ . ①张… Ⅲ . ①《伤寒论》—图解
Ⅳ . ① R222.2-64

中国版本图书馆 CIP 数据核字（2021）第 237568 号

彩色图解伤寒论
CAISE TUJIE SHANGHAN LUN

主　　编	张　东
出 版 人	宛　霞
责任编辑	孟　盟
助理编辑	张延明
封面设计	冬　凡
幅面尺寸	160 mm×220 mm
开　　本	16
印　　张	15.5
字　　数	261 千字
页　　数	248
印　　数	70 001-80 000 册
版　　次	2022 年 6 月第 1 版
印　　次	2023 年 6 月第 4 次印刷

出　　版	吉林科学技术出版社
发　　行	吉林科学技术出版社
地　　址	长春市福祉大路 5788 号出版大厦 A 座
邮　　编	130118
发行部传真 / 电话	0431-81629529　81629530　81629231
	81629532　81629533　81629534
储运部电话	0431-86059116
编辑部电话	0431-81629380
印　　刷	三河市万龙印装有限公司

书　　号	ISBN 978-7-5578-9028-5
定　　价	45.00 元

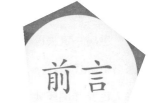

前言

《伤寒论》是阐述外感病诊治的经典医学著作，为东汉末年张仲景所著，距今有 1800 多年的历史。书中提出了"观其脉证，知犯何逆，随证治之"的诊治原则，这种辨证论治的治疗思想已成为中医治病的精髓。

张仲景生活在东汉末年的战乱时代，时疫时有流行，席卷华夏大地，张仲景行医游历各地，目睹了百姓受到的疾苦。经过多年潜心研究，张仲景"勤求古训，博采众方"，收集了大量资料，结合临床实践中的经验，写出了《伤寒杂病论》一书。到了宋代，该书渐分为《伤寒论》和以杂病部分为主的《金匮要略》。《伤寒论》系统地阐述了多种外感疾病的辨证论治方法，所记述的理法方药相结合的辨治经验，为中医临证医学的发展奠定了坚实的基础。

《伤寒论》创立了六经辨证体系，内容包罗宏富，精微玄妙，常读常新，成为后世研习中医的重要典籍。书中所载的医经方剂共 113 首（佚 1 方），提出了完整的组方原则，标本兼治，被后世医家称作"方中之祖"。其中介绍的桂枝汤、麻黄汤、大青龙汤、小青龙汤、大承气汤、小承气汤、调胃承气汤、大柴胡汤、小柴胡汤等中医代表名方，至今仍有实际意义。

本书以明代赵开美《伤寒论》刻本 ① 为依据，精编精译，选取原文 22 篇中的主体部分 10 篇，条文 398 条。按照原文排列顺序，逐条加以解释，对原文中生僻难解的字词进行了注音释义，力求让读者能够通晓原文。本书既可以供普通医学爱好者阅读，又可供喜欢研读《伤寒论》的深造者参考。

---

① 明万历二十七年（1599年），赵开美以宋元祐三年（1088年）《伤寒论》小字原刻本为底本，聘请优秀刻字工人赵应期翻刻，逼近原版，称为"宋本《伤寒论》"。今称之宋本《伤寒论》即明赵开美本也。

　　值得提醒的是，本书是中医药知识普及读本，读者切勿自己按书抓药、配方，患病一定去医院，遵医嘱，以免造成不良后果。另外，书中的方剂，是古医书中所载原方，一则其中的某些中药现代研究证实有毒性，如 2015 年版《中华人民共和国药典》收载的 618 种中药材及饮片中，标注有毒者 83 种。其中，大毒 10 种，有毒 42 种，小毒 31 种。大毒者如川乌、马钱子、巴豆、草乌等，有毒者如甘遂、仙茅、白果、雄黄等，小毒者如艾叶、苦杏仁、大皂角、吴茱萸等。二则其用量为古代用量，故会有半斤、半升、几两等剂量出现，我们这里只是展示原方剂。

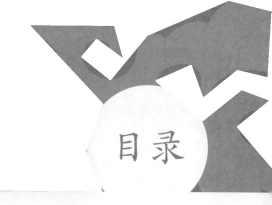

目录

辨太阳病脉证并治上………………………………………… 1

　　桂枝汤方 / 7

　　桂枝加葛根汤方 / 10

　　桂枝加附子汤 / 14

　　桂枝去芍药汤 / 14

　　桂枝去芍药加附子汤 / 15

　　桂枝麻黄各半汤 / 16

　　桂枝二麻黄一汤 / 18

　　白虎加人参汤 / 19

　　桂枝二越婢一汤 / 19

　　桂枝去桂加茯苓白术汤 / 20

　　甘草干姜汤方 / 21

　　芍药甘草汤方 / 21

　　调胃承气汤方 / 22

　　四逆汤方 / 22

辨太阳病脉证并治中………………………………………… 24

　　葛根汤方 / 24

　　葛根加半夏汤方 / 25

　　葛根黄芩黄连汤方 / 26

麻黄汤方 / 27

小柴胡汤方 / 29

大青龙汤方 / 29

小青龙汤方 / 31

桂枝汤方 / 33

桂枝加厚朴杏仁汤方 / 33

干姜附子汤方 / 42

桂枝加芍药生姜各一两人参三两新加汤 / 43

麻黄杏仁甘草石膏汤方 / 43

桂枝甘草汤方 / 44

茯苓桂枝甘草大枣汤方 / 45

厚朴生姜半夏甘草人参汤方 / 45

茯苓桂枝白术甘草汤方 / 46

芍药甘草附子汤方 / 47

茯苓四逆汤方 / 48

调胃承气汤 / 48

五苓散方 / 49

茯苓甘草汤方 / 51

栀子豉汤方 / 52

栀子甘草豉汤方 / 53

栀子生姜豉汤方 / 53

栀子厚朴汤方 / 55

栀子干姜汤方 / 55

真武汤 / 56

四逆汤 / 61

小柴胡汤 / 63

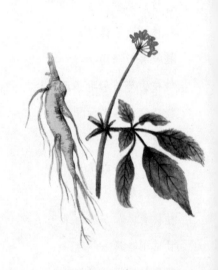

小建中汤方 / 66

大柴胡汤方 / 69

柴胡加芒硝汤 / 70

桃核承气汤方 / 71

柴胡加龙骨牡蛎汤方 / 72

桂枝去芍药加蜀漆龙骨牡蛎救逆汤方 / 76

桂枝加桂汤方 / 79

桂枝甘草龙骨牡蛎汤方 / 79

抵当汤方 / 82

抵当丸方 / 84

辨太阳病脉证并治下 ················· **86**

大陷胸丸方 / 87

大陷胸汤方 / 89

大柴胡汤方 / 91

小陷胸汤方 / 92

文蛤散方 / 93

白散方 / 94

小柴胡汤 / 96

柴胡桂枝汤 / 97

柴胡桂枝干姜汤方 / 98

半夏泻心汤方 / 99

十枣汤方 / 101

大黄黄连泻心汤方 / 103

附子泻心汤方 / 104

生姜泻心汤 / 106

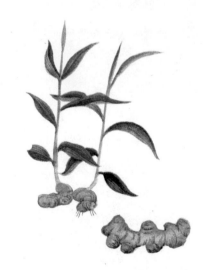

甘草泻心汤 / 107

赤石脂禹余粮汤方 / 107

旋覆代赭汤方 / 108

麻黄杏子甘草石膏汤方 / 109

桂枝人参汤方 / 109

瓜蒂散方 / 110

白虎加人参汤 / 112

黄芩汤方 / 113

黄芩加半夏生姜汤方 / 113

黄连汤方 / 114

桂枝附子汤方 / 115

去桂加白术汤方 / 116

甘草附子汤方 / 116

白虎汤方 / 117

炙甘草汤方 / 118

辨阳明病脉证并治…………………………………… 120

调胃承气汤方 / 132

大承气汤方 / 132

小承气汤方 / 133

白虎汤方 / 138

栀子豉汤方 / 139

白虎加人参汤方 / 140

猪苓汤方 / 140

四逆汤方 / 142

小柴胡汤方 / 144

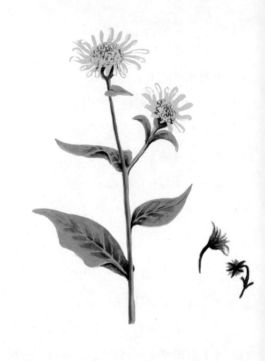

麻黄汤方 / 145

蜜煎导方 / 146

桂枝汤方 / 146

茵陈蒿汤方 / 147

抵当汤方 / 148

吴茱萸汤方 / 150

五苓散方 / 151

麻子仁丸方 / 153

栀子檗皮汤方 / 158

麻黄连轺赤小豆汤方 / 158

辨少阳病脉证并治·······160

小柴胡汤 / 161

辨太阴病脉证并治·······166

桂枝汤方 / 167

桂枝加芍药汤方 / 168

桂枝加大黄汤方 / 169

辨少阴病脉证并治·······171

麻黄细辛附子汤方 / 178

麻黄附子甘草汤方 / 180

黄连阿胶汤方 / 180

附子汤方 / 181

桃花汤方 / 182

吴茱萸汤方 / 184

猪肤汤方 / 184

甘草汤方 / 185

桔梗汤方 / 185

苦酒汤方 / 185

半夏散及汤方 / 186

白通汤方 / 187

白通加猪胆汁汤方 / 187

真武汤方 / 188

通脉四逆汤方 / 189

四逆散方 / 190

猪苓汤方 / 191

大承气汤方 / 192

四逆汤方 / 193

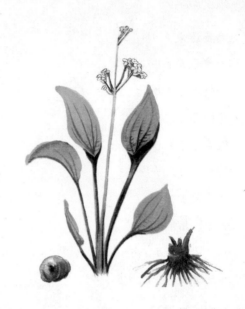

辨厥阴病脉证并治 ············· **195**

乌梅丸方 / 200

白虎汤方 / 205

当归四逆汤方 / 206

当归四逆加吴茱萸生姜汤 / 207

四逆汤方 / 207

瓜蒂散方 / 208

茯苓甘草汤方 / 209

麻黄升麻汤方 / 210

干姜黄芩黄连人参汤方 / 212

通脉四逆汤方 / 216

白头翁汤方 / 216

桂枝汤方 / 217

小承气汤方 / 217

栀子豉汤方 / 218

吴茱萸汤方 / 219

小柴胡汤方 / 220

辨霍乱病脉证并治 ·· 222

四逆加人参汤方 / 224

理中丸方 / 224

桂枝汤方 / 226

四逆汤方 / 226

通脉四逆加猪胆汁汤方 / 227

辨阴阳易差后劳复病脉证并治 ·················· 229

烧裈散方 / 229

枳实栀子豉汤方 / 230

小柴胡汤方 / 231

牡蛎泽泻散方 / 231

理中丸方 / 232

竹叶石膏汤方 / 232

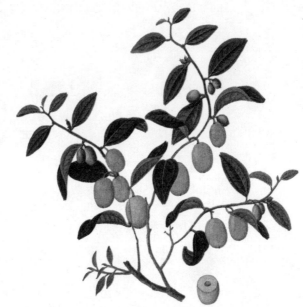

☜◎辨太阳病脉证并治上◎☞

【原文】

太阳之为病，脉浮①，头项②强痛而恶③寒。【1】

【注释】

①脉浮：脉象浅表，轻按即得，主表证。

②强（jiàng）：僵硬，不柔和。

③恶（wù）：憎恨，讨厌。

【解析】

本条是太阳病脉证的总纲。

本条概括地阐明典型的太阳表证之主要脉象和症状。太阳病主一身之表，为六经之藩篱，统摄机体营卫之气，有保护肌表、抵御外邪的功能。外邪侵入人体，首先影响太阳经。

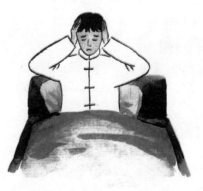

头痛

风寒侵袭机体，机体的最早反应是气血趋向体表以抗邪。"脉浮"是外邪袭表，卫气向外抗邪的反应，揭示病位在表，正气未虚，为表病的主脉。"恶寒"是太阳病出现最早和贯穿始终的症状，后人将其作为诊断太阳表证的必有症状。"脉浮""头项强痛""恶寒"三证并现，反映了外邪侵袭太阳，人体肌表受邪，正邪交争于体表的病理机转，是太阳病的基本特征，也是表证的共有症状，所以列在太阳病篇之首。以下凡称太阳病时，多含有此组脉证。

【原文】

太阳病，发热，汗出，恶风，脉缓①者，名曰中风②。【2】

【注释】

①脉缓：与紧脉相对而言，脉象宽柔和缓。

②中（zhòng）风：中医证候名，以"发热，汗出，恶风，脉缓"为主要表现，是外感病邪所引起的一种太阳表虚证，与内伤杂病的中风病不同。中，感受。

1

⑦遍身絷絷：全身出微汗。

⑧小促其间：服药间隔时间稍微缩短。

⑨周时：一日一夜。

【解析】

本条讲述太阳中风的病机、证候特点及其治法方药。

本条以"太阳中风"冠首，联系前文可知，太阳中风证的主症为发热、汗出、恶风寒、头项强痛、鼻塞、脉浮缓。阳浮阴弱，是太阳中风的基本病机；发热与汗出，是太阳中风的主要表现。外邪袭表，卫阳浮盛，与邪气抗争，故发热，即"阳浮者，热自发"；患者体质不强，卫外之力稍弱，营阴不能内守，即"阴弱者，汗自出"。用"啬啬"形容恶寒，用"淅淅"形容恶风，用"翕

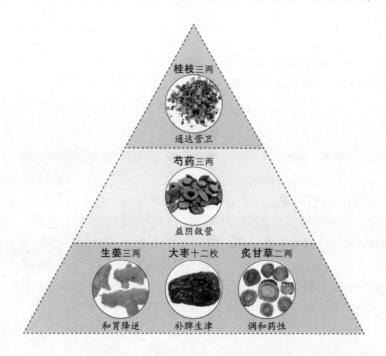

翕"形容发热，以补充描述太阳中风证与发热的具体情形，说明恶风寒与发热都较为轻浅。鼻鸣是风寒影响到肺气，肺窍不利；干呕是风寒影响到胃气，胃失和降。上述诸证为太阳中风证的主要脉证，系外邪袭表、营卫不和、卫外不固、营阴外泄所致，因用桂枝汤治疗，又称桂枝汤证。

桂枝汤不仅是《伤寒论》的第一首方剂，也是中医解表的第一方，它的产

生，为药物发汗奠定了基础。方中桂枝味辛性温，辛能发散，温可祛寒通阳，可解肌祛风，散卫分之邪。芍药酸苦微寒，酸能收敛，寒走营阴，故可敛汗滋阴养血和营。桂枝芍药相配伍，相辅相成，在发汗之中寓有敛汗之意，在和营之中又有调卫之功。生姜辛温发散，降逆止呕，佐桂枝发散风寒以解肌。大枣甘平补中，助芍药益阴而和营。炙甘草甘平，调和诸药，配桂枝、生姜、大枣辛甘化阳以助卫阳，配芍药、大枣酸甘化阴以滋营阴。本方为辛温解表轻剂，以调和营卫为主，配伍严谨，发汗而不伤正，止汗而不留邪，为治疗太阳中风证的主方。

关于药物剂量的问题，古今用药量大小有差异，但主要是汉制小，后世制大，其折算结果尚未统一。按照汉代的衡器换算，一两约15克（15.625克），桂枝三两也就是约45克；结合现代临床使用经方用量研究，按一升为200毫升折算。临床宜根据病情轻重、人的体重差异等稍加变通。煎药的方法最好为一次煎好分多次服用，一天服完一剂即可。

服药后的护理方法：首先服药后啜热粥，以助发汗；然后温覆取汗，遍身微似有汗为佳。如一服汗出病愈，就应当停服；如一服无汗，继进后服，又不汗，在服第三次药的时候，要缩短两次服药的间隔时间，半日内把三服药都服完。若病重而服一剂汗不出者，需昼夜连续给药，一直可以连服二至三剂。这里的一剂，是指桂枝汤原方、原量，但此方煮取三升，每次仅服一升，即原方剂量的三分之一，即为一服。

服药期间忌食生冷、黏滑、肉面、辛辣等易伤胃阳的、不易消化的或者有刺激性的食物。因为这些食物会损伤中阳，增加胃肠负担，使正气不能集中力量祛除表邪，致使表邪不解。强调患外感病期间的饮食禁忌，有重要意义。

【原文】

太阳病，头痛发热，汗出恶风者，桂枝汤主之。【13】

【解析】

本条讲述桂枝汤的主治证候。

凡太阳病，无论中风、伤寒，已治、未治或其他表证，只要见到"头痛、发热、汗出、恶风"都可用桂枝汤治疗。这扩大了桂枝汤的使用范围。太阳主表，统辖营卫，风寒之邪外袭，太阳首当其冲，因而头痛为必有症状；风寒束于太阳之表，人体正气与外邪相争，所以既恶风寒，又有发热；由于风邪束表，而致腠理疏松，因而自汗出。用桂枝汤以解肌祛风，调理营卫。

【原文】

太阳病，项背强几几①，反汗出恶风者，桂枝加葛根汤主之。【14】

> ### 桂枝加葛根汤方
>
> **葛根**四两　**麻黄**三两，去节　**芍药**二两　**生姜**三两，切　**甘草**二两，炙　**大枣**
> 十二枚，擘　**桂枝**二两，去皮

上七味，以水一斗④，先煮麻黄、葛根，减二升，去上沫，内②诸药，煮取三升，去滓。温服一升，覆取微似汗，不须啜粥，余如桂枝法将息③及禁忌。

臣亿等谨按（北宋，林亿等人校正《伤寒论》时加进去的），仲景本论，太阳中风自汗用桂枝，伤寒无汗用麻黄，今证云汗出恶风，而方中有麻黄，恐非本意也。第三卷有葛根汤证，云无汗，恶风，正与此方同，是合用麻黄也。此云桂枝加葛根汤，恐是桂枝中但加葛根耳。

【注释】

①项背强几几：项背拘急，转动俯仰不能自如。几几，伸颈之貌。
②内：同"纳"，加入。
③将息：调理休息。
④斗：容量单位，十升为一斗，十斗为一石。

【解析】

太阳病本有头项强痛，今又连及背部，则较太阳病之头项强痛的病变范围更广，病情更为严重，以致筋脉肌肉拘急不舒。风寒易闭遏经气，导致腠理闭塞，因此"恶寒、无汗"是常见症状。而本证却见"汗出、恶风"，属于较少见的证候，故用一个"反"字来表达，借此提示本证的病因不是太阳伤寒表实证的项背拘急，而

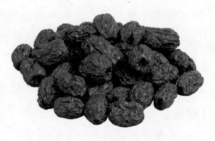

大枣

是证属太阳中风表虚证兼太阳经气不舒，因此在桂枝汤证的基础上加葛根。

桂枝加葛根汤证是桂枝汤证的兼证之一，以桂枝汤解肌祛风，调和营卫，治汗出恶风，加葛根解肌发表，以散经输之邪，又入胃升津，濡养经脉，以治项背强几几。

【原文】

太阳病，下之后，其气上冲①者，可与桂枝汤。方用前法②。若不上冲③者，不可与之。【15】

【注释】

①气上冲：代指病机，即太阳经气上逆，与邪抗争，表证仍在。

②方用前法：即遵循前文桂枝汤的服用方法。

③不上冲：正气受伤，无力抗邪。

【解析】

本条讲述太阳病误下，表邪尚未内陷的治疗。

太阳病误下后，由于人体正气未衰，表邪未能内陷。对此，仍可使用汗法解表，但由于误下之后，已经损伤了正气和津液，故发汗宜缓，桂枝汤是适用之方。

论中"气上冲"反映虽经误下，正气尚未受伤，邪犹在表，正气能与邪气相争，即表证仍在，病邪有外解之机，可用桂枝汤解肌发汗，调和营卫。若其气"不上冲"，则是误下伤正，导致疾病发生变化。对此，不能再用汗法解表，应随其变证而施治。

【原文】

太阳病三日，已发汗，若吐，若下，若温针①，仍不解者，此为坏病②，桂枝③不中与之也。观其脉证，知犯何逆，随证治之。桂枝本为解肌，若其人脉浮紧，发热汗不出者，不可与之也。常须识④此，勿令误也。【16】

【注释】

①温针：是针刺与艾灸合用的一种方法。针刺一定的部位，将艾绒缠在针柄上点燃，以使热气透于针刺部位。

②坏病：即变证。指因治疗错误而致病情发生变化，已无六经临床特征的病症。

③桂枝：此条文中出现两次"桂枝"，皆指桂枝汤。

④识（zhì）：记住。

【解析】

本条讲述坏病的成因以及表实证禁用桂枝汤。

太阳病初起期，应用发汗之法治疗，但需辨别表虚、表实，选择适宜的方剂，并注意药物的用法、用量。若不得法，发汗后，病未缓解，再匆忙使用催吐、攻下、温针等法杂治，致使病情发生了多种复杂的变化。如误用催吐法，伤胃气，损津液，易使病证化燥生热；误用攻下法，伤中气，损阴液，并引邪入里，促使表邪内陷；"温针"是古代较为盛行的一种治疗方法，多用于治疗虚寒疼痛病证，而不适用于温热病或者表证，误用则助热升火，促使病情向火热方面转化。几经杂治，病情已经远离原本的太阳表证，故不宜再服用桂枝汤一类的解表药剂，所以，文中言明"桂枝不中与之也"。

一旦疾病发生了变化，治疗就需随证而变。因而张仲景提出了"观其脉证，知犯何逆，随证治之"的诊治原则，即中医治病的精髓——辨证论治。

原文最后再列举出桂枝汤的作用，说明其应用有严格的适应证，若以"脉浮紧，发热汗不出"为主要表现的太阳伤寒表实证，误用桂枝汤，不仅不能发挥治疗作用，甚至会带来副作用，或者导致邪气羁留不散，发生种种变证。再一次强调了"辨证论治"的重要性。

【原文】

若酒客①病，不可与桂枝汤，得之则呕②，以酒客不喜甘故也。【17】

【注释】

①酒客：平素嗜好饮酒的人。
②呕：可以从病机角度理解，即指胃气上逆，不一定出现呕吐。

【解析】

本条讲述平素嗜酒以及内蕴湿热者禁用桂枝汤。

平素嗜酒之人，一般为酒湿内留，郁久化热以致湿热稽留于中焦。桂枝汤为辛甘温之剂，助湿增热，易使中焦湿热加甚，而致胃气壅滞上逆，出现恶心、嗳气等证。另外，嗜酒太过，湿热内蕴亦可导致气血失调、营卫不和而见头痛、身热、汗出、恶心、呕吐等类似外感之证，但实非外感，治当清热化湿，理脾和中。若误用桂枝汤，则因甘可助湿，温可增热，正如火上加油，亦必然加重病情而出现胃气上逆的呕吐，皆因"酒客不喜甘故也"，并且提醒湿热内盛之人，用辛温甘之药必须谨慎。

【原文】

喘家①，作桂枝汤加厚朴杏子佳。【18】

【注释】

①喘家：素有喘疾的人，如患有哮喘、慢性支气管炎等人。

【解析】

本条讲述外感风寒引发喘病宿疾的治疗。

素有喘病，复感新邪，感邪后又时常引发宿疾，或导致咳喘加重。病变的部位还是在表，故其治疗仍以解肌发表为主，用桂枝汤解肌祛风，同时加厚朴、杏仁降气利肺兼以治喘，即可表里兼顾。杏仁有宣肺降气的作用，但厚朴的作用主要是行气消滞，此处用厚朴的目的是通过升脾气而降胃气，再降肺气。

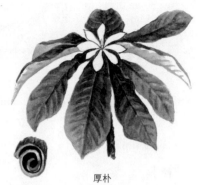

厚朴

因外感而发生的咳喘还有其他证型，如麻黄汤证、小青龙汤证等都可见有咳喘，故需辨证论治。此处患有外感病，又引发喘疾，多见发热、汗出、恶风、脉浮缓的表虚之证兼咳喘，临床使用本方，用桂枝汤调和营卫、解肌发汗，加厚朴、杏仁以化痰止咳、降气平喘，是较好的选择，故用一个"佳"字。

【原文】

凡服桂枝汤吐者，其后必^①吐脓血也。【19】

【注释】

①必：为推测之意，并非肯定之词。

【解析】

本条提示里有蕴热者禁用桂枝汤。

临床上有一类患有肺痈或胃痈的患者，由于热毒较盛，正邪相争，影响气血，营卫不和，在外可表现出恶风寒、发热、汗出等类似太阳中风的证候。如审证不当，误诊为太阳中风，用桂枝汤甘温之剂，则助其内热，以热伤血络，有可能导致咯吐脓血。

综合第17条分析，凡内有湿热或热毒者，均禁用桂枝汤，以其甘温助热之故。

【原文】

太阳病，发汗，遂漏不止①，其人恶风，小便难，四肢微急②，难以屈伸者，桂枝加附子汤主之。【20】

桂枝加附子汤

桂枝三两，去皮　**芍药**三两　**甘草**三两，炙　**生姜**三两，切　**大枣**十二枚，擘　**附子**一枚，炮，去皮，破八片

上六味，以水七升，煮取三升，去滓，温服一升。本云桂枝汤，今加附子。将息如前法。

【注释】

①遂漏不止：于是就不间断地出汗。漏，渗泄而出。

②微急：轻度拘急不舒。

【解析】

本条讲述太阳病过汗导致阳虚液亏的证治。

过汗不仅会伤阳，而且也易伤津，致阴阳两虚。"恶风"原见于太阳中风表虚证，再次提出，表明恶风寒的程度较前为甚，乃过汗伤阳，表阳虚弱，腠理疏松，不耐风邪之故。"小便难"是为过汗伤阳损阴，膀胱津液亏少。阳失温煦、阴失濡养，则四肢微急，难以屈伸。此属表证未解亦兼阳虚漏汗。虽是阴阳俱伤，但其病理之根本机转是在阳虚，阴伤是阳虚表不固，以致阴液丢失太多所致。若卫阳复则表气固，汗即能止，汗止则阴液不再外泄，适量饮水，津液即可自行恢复，故用桂枝汤加附子调和营卫，复阳敛液。炮附子有温经复阳、固表止汗的作用。

【原文】

太阳病，下之后，脉促①胸满②者，桂枝去芍药汤主之。【21】

桂枝去芍药汤

桂皮三两，去皮　**甘草**二两，炙　**生姜**三两，切　**大枣**十二枚，擘

上四味，以水七升，煮取三升，去滓，温服一升。本云，桂枝汤今去芍药。将息如前法。

【注释】

①脉促：脉搏急速有力。②胸满：胸闷，表邪误下挫伤胸阳，阳郁不伸所致。

【解析】

本条讲述太阳病误下后胸阳被遏的证治。

太阳病误下，极易伤阳损阴。"胸满"即是下药伤正，导致胸阳不振，表邪内陷。"脉促"即是正气被下药所激而引起的反应，人体阳气尚能抗邪，正气能与病邪相争，说明病机向上，正气趋表，故仍主表未解。治疗则不能固守桂枝汤原方，而用桂枝去芍药汤治之。芍药酸敛，为阴分之药，用之碍邪，易加重胸满，而且对桂枝的辛温发散、振奋胸阳的作用有牵制之弊，故去之不用。本方解表而不留邪，这种用药方法称为去阴通阳法。

【原文】

若微①恶寒②者，桂枝去芍药加附子汤主之。【22】

桂枝去芍药加附子汤

桂枝三两，去皮 **甘草**二两，炙 **生姜**三两，切 **大枣**十二枚，擘 **附子**一枚，炮，去皮，破八片

上五味，以水七升，煮取三升，去滓，温服一升。本云，桂枝汤今去芍药，加附子。将息如前法。

【注释】

①微：指脉微，代指人体阳气不足。
②寒：恶寒，表证、阳虚皆可出现。

【解析】

本条讲述太阳病误下后胸阳不振兼阳气不足的证治。

本条在第21条所述之证的基础上，又见脉微恶寒，是说误下后胸阳不振，又兼阳气不足而致。此为阳虚恶寒之象。第21条太阳误下邪陷胸中，正气仍能抗邪，治宜解肌祛风，去阴通阳，用桂枝去芍药汤；本条太阳误下邪陷胸中，阳气损伤严重，治宜解肌祛风温经复阳，在前方基础上加用附子。

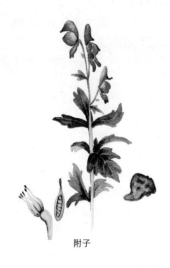

附子

【原文】

太阳病，得之八九日，如疟状[1]，发热恶寒，热多寒少，其人不呕，清便[2]欲自可，一日二三度发，脉微[3]缓者，为欲愈也；脉微而恶寒者，此阴阳俱虚[4]，不可更发汗、更下、更吐也；面色反有热色[5]者，未欲解也，以其不能得小汗出，身必痒，宜桂枝麻黄各半[6]汤。【23】

桂枝麻黄各半汤

桂枝一两十六铢[7]，去皮　**芍药　生姜**切　**甘草**炙　**麻黄**各一两，去节　**大枣**四枚，擘　**杏仁**二十四枚，汤浸，去皮尖及两仁者

上七味，以水五升，先煮麻黄一二沸，去上沫，内诸药，煮取一升八合[8]，去滓，温服六合。本云，桂枝汤三合，麻黄汤三合，并为六合，顿服。将息如上法。

臣亿等谨按：桂枝汤方，桂枝、芍药、生姜各三两，甘草二两，大枣十二枚。麻黄汤方，麻黄三两，桂枝二两，甘草一两，杏仁七十个。今以算法约之，二汤各取三分之一，即得桂枝一两十六铢，芍药、生姜、甘草各一两，大枣四枚，杏仁二十三个零三分枚之一，收之得二十四个，合方。详此方乃三分之一，非各半也。宜云合半汤。

【注释】

①如疟状：指发热恶寒呈阵发性，但并非疟疾之寒热定时发作。
②清便：指大便接近正常。清，通"圊（qīng）"，厕所。
③脉微缓：指脉不浮紧，而稍偏和缓。
④阴阳俱虚：此处指表里皆虚。阴阳，指表里。
⑤热色：即面色因发热而发红。
⑥各半：根据林亿（宋朝）校正，即合半之意。
⑦铢（zhū）：古代质量单位。一两的二十四分之一。常指极轻的分量。
⑧合（gě）：容量单位。10勺等于1合，10合等于1升。

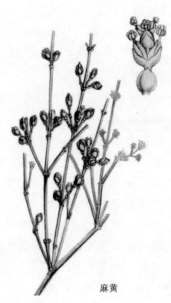

麻黄

【解析】

　　本条是在包含"脉浮""头项强痛""恶寒"三证的太阳病基础上又见有"发热，汗出，恶风，脉缓"，是为太阳病中风之证。

　　"恶寒"与"恶风"，宽泛地说没有什么区别，严格地说，也有不同之处。"恶风"是当风则恶，若居密室之内，帏帐之中，则坦然自舒；"恶寒"则虽不当风亦啬啬然而恶也。

　　"脉缓"即脉浮而缓，因"太阳病"三字中包含脉浮，故知其脉缓为浮缓，"缓"即宽柔和缓的意思，不作迟缓解释。

　　太阳中风表虚证多见于平素体质稍差、肌腠不固之人，感受风寒，容易患病，以发热、汗出、恶风、脉缓为主症。

【原文】

　　太阳病，或已发热，或未发热，必恶寒，体痛，呕逆，脉阴阳俱紧^①者，名曰伤寒^②。【3】

【注释】

①脉阴阳俱紧：寸脉为阳，尺脉为阴，此意为寸、关、尺三部脉象都是浮紧的。
②伤寒：中医证候名，以"或已发热，或未发热，必恶寒，体痛，呕逆，脉阴阳俱紧"为主要表现，是外感病邪所引起的一种太阳表实证。

【解析】

　　本条讲述太阳病伤寒证的主要脉证。

　　本条是在包含"脉浮""头项强痛""恶寒"三证的太阳病基础上，不论是否发热，又见有"体痛，呕逆，脉阴阳俱紧"，即为太阳"伤寒"之证。这里的"伤寒"，是狭义上的"伤寒"。"必恶寒"，说明恶寒必然最早出现，因风寒之邪一旦侵袭体表，卫阳即被揭遏，故起病便有恶寒。若风寒较甚，卫阳郁闭较重，正气未能及时到达体表抗邪，则也可暂时不发热。"或已发热，或未发热"说明发热有迟有早，而终归是要出现的。寒邪有收敛的特性，风寒之邪外闭卫阳，并使营阴郁滞，经气运转不畅，故身体疼痛，脉阴阳俱紧。脉之阴阳，此处阴阳指脉象的尺寸，因为尺寸辨虚实。太阳伤寒表实证应见尺寸之脉俱紧，为寒气凝滞、正气欲伸不得之象。

　　太阳伤寒表实证见于平素体质壮实、腠理固密之人，在感风寒较甚的情况下才会发病，是以恶寒、无汗、体痛、脉浮紧为主症。

　　太阳中风表虚证与太阳伤寒表实证之间有体质强弱和感邪轻重的差异，在辨证方面以有汗与无汗为其鉴别要点。

【原文】

伤寒一日^①，太阳受之，脉若静^②者，为不传；颇欲吐，若躁烦，脉数急^③者，为传也。【4】

【注释】

①伤寒一日：指外感病早期。

②静：静止，脉象变化不大。指太阳病的脉证仍在。

③脉数急：脉的速度很快。

【解析】

本条讲述判断外感病是否传变，以脉证为依据。

外感病初起，多为太阳经受病。由于受邪有轻重，体质有强弱，故病亦有传入他经的可能。本条以脉为重心，讨论外感病传变的问题。风寒邪气伤人，必先中于肌表。若在脉象上的反应是不数、不急，说明邪气尚微，正能胜邪，显示病未传变。若见脉象数急，又见呕吐、烦躁不安，说明病邪已经向内发展，传而为热，并影响胃气和心神，是病情加重和发生传入他经的迹象。应按照热病发生、发展和变化的规律来辨证施治。

【原文】

伤寒二三日^①，阳明、少阳证不见者，为不传也。【5】

【注释】

①伤寒二三日：指患病有几日了。

【解析】

本条讲外感病的传变。

《素问·热论》中有关于外感病的传经之说："伤寒一日，巨阳受之""二日，阳明受之""三日，少阳受之"。现在太阳病已经有几日了，若此时仍不见口苦、咽干、目眩等半表半里的热证，也未见不恶寒、反恶热、口渴、脉大等阳明里热亢盛证，说明病情尚未传变。病邪仍在太阳，治疗时仍可从太阳病辨证施治。病邪是否传变，既要据时间推测，更要以脉证为据。

【原文】

太阳病，发热而渴，不恶寒^①者，为温病^②。若发汗已，身灼热者，名风温。风温^③为病，脉阴阳俱浮，自汗出，身重，多眠睡，鼻息必鼾，语言难出。若被下者，小便不利，直视失溲^④；若被^⑤火者，微发黄色，剧则如惊痫，时瘛疭^⑥；若火熏之。一逆^⑦尚引日，再逆促命期。【6】

【注释】

①不恶寒：此指恶寒的程度较伤寒为轻，时间短。

②温病：外感温热之邪，属于广义伤寒的范畴。

③风温：太阳温病误用辛温药发汗后的一种变证。

④失溲（sōu）：小便失禁。溲，大小便。特指小便。

⑤被火：指误用火法治疗。火法包括灸、熏、熨、温针等治法。

⑥时瘛（chì）疭（zòng）：阵发性手足抽搐。瘛，收缩。疭，松弛。

⑦逆：误治。

【解析】

太阳温病与太阳中风、太阳伤寒同属太阳病，都包含在广义伤寒范围内，但太阳温病以发热而渴、不恶寒为主症，与太阳中风、太阳伤寒有明显的区别。温病是温热之邪所致，初起即易化燥伤津，所以初起即口渴、不恶寒，此处的"不"有轻微之意，即与太阳中风、太阳伤寒相比，恶寒的程度较轻，时间短暂，患者不甚感觉。

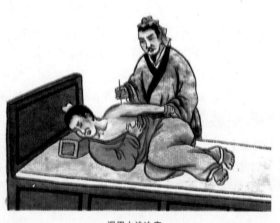

误用火法治疗

如果温病误用辛温药发汗，就会造成变证丛生。"若发汗已，身灼热者，名曰风温"，即是此例。风温这一变证，除全身高热灼手外，尚见邪热充斥于表，气血外应，脉搏寸、关、尺三部皆浮盛有力。阳热过盛，逼迫营卫外泄则自汗出。热伤津液，所以身重。热盛神昏，则多睡眠。"鼻息必鼾，语言难出"是由于风热上壅鼻窍窒塞，所以呼吸而作鼾声；热甚伤津，气机迟滞塞，故语言不利。"小便不利，直视失溲"，由于风温再经误下，重伤津液，所以小便少。两目之濡养，根源于肾，误下伤津，两目失养，所以直视。"失溲"即小便失禁之意。"微发黄色"，由于误用火攻，火热伤营，营败血瘀，被热蒸灼，郁而为黄色。"时瘛疭"，由于误用火法治疗，则火热内攻，病情加剧，两阳相灼，热甚津伤，热极则生风，津伤则筋脉失养，所谓水不涵木，势必发为抽搐。则热愈盛，而津液愈伤，阳极阴竭。一次误治，也许还能迁延时日；再次误治，就是加速患者死亡了。

【原文】

病①有发热恶寒者，发于阳②也；无热恶寒者，发于阴③也。发于阳，七日愈；发于阴，六日愈。以阳数七，阴数六故也。【7】

【注释】

①病：患者及其所患的病证。

②发于阳：邪在三阳，或在太阳，或在阳明，或在少阳。

③发于阴：邪在三阴，或在太阴，或在少阴，或在厥阴。

【解析】

虽然从表面上看，寒热的表现是分辨阳证、阴证的标准，实际上，发热反映了人体正气的情况。疾病的发生和发展，关系到正邪两个方面。人体的抗病功能（即正气）与致病因素（即邪气）之间相互较量的情况，都可以用阴阳来概括说明。既然病因为外感邪气，那么邪气侵犯人体，人体的防御功能就要做出相应的反应。若正气强盛与邪气相争，就会出现发热等亢盛之象，邪正相争越激烈，发热就越明显，也就是三阳病；反之，正气虚弱，不能抗邪，就表现为无热等衰退阳虚的三阴病。"发于阳，七日愈；发于阴，六日愈"是对疾病愈期的一种预测。"阳数七，阴数六"这种说法出于伏羲氏河图生成数。因水的成数是六，水属阴，故阴数六；火的成数是七，火属阳，故阳数七。这种推算方法仅供参考，其实际意义有待进一步研究。

【原文】

太阳病，头痛至七日以上自愈者，以行其经尽①故也。若欲作再经②者，针足阳明，使经不传则愈。【8】

【注释】

①行其经尽：此指太阳病阶段结束。经，此处指太阳经。

②欲作再经：病情将要发生传经的变化，此指将传经于阳明。

【解析】

本条讲述太阳病自愈之机与截断传经之法。

太阳病一般病情较浅，只要患者正气强盛，通过自身调节，能祛邪外出，证候逐渐减轻至消失，一周左右即可痊愈。本条仅提头痛，是省略其他太阳病表证，说明太阳病自愈的转机。病至七日，尚未痊愈而邪气有向阳明传变趋势，针足阳明的经穴，疏通经气，振奋胃阳，恢复营卫之本，阻碍邪气内传，出太阳之表而愈。

【原文】

太阳病欲解时，从巳至未上①。【9】

【注释】

①巳至未上：指巳、午、未三个时辰，从9时至15时。

【解析】

本条根据天人相应的理论，推论太阳病解除的有利时间。

人与自然是一个有机的整体，自然界阴阳的消长可助人抗邪。每日9时后至15时前的6个小时，是一日中阳气最旺盛之时，人体的阳气随自然界的阳气而盛于外，有助于驱散表邪，使表证有解除的趋势，是太阳病欲解的最佳时间。

【原文】

风家①，表解而不了了②者，十二日③愈。【10】

【注释】

①风家：指经常患有外感风寒的患者。
②不了了：此指尚未彻底痊愈。了，完毕，结束之意。
③十二日：约略之词。

【解析】

本条提示常受风寒患病之人在表证解除之后，身体尚需一定的时间休养，才能彻底痊愈。根据外感病的传变规律，此类患者七天可自愈，但对于"风家"，即常外感风寒的人，素体表气不足，其表邪解除以后，正气尚难完全恢复，需继续调养五日，五脏正气复元，才可以痊愈，因此有"十二日愈"，不过"十二日"是约略之词，仅供参考。

【原文】

患者身大热，反欲得衣者，热在皮肤①，寒在骨髓②也；身大寒，反不欲近衣者，寒在皮肤，热在骨髓也。【11】

【注释】

①皮肤：指体表，浅表，现象。
②骨髓：指体内，深层，本质。

【解析】

本条根据患者的喜恶来辨别寒热真假。

发热、恶寒是外感病中常见的证候，患者的寒热表象有真有假，不易辨认，但喜恶之内情必真，能够较为准确地反映出疾病的真实本质。

患者身大热，却欲得衣被，这种真寒假热证，是阴寒内盛，虚阳浮越于外所致，因此外表肌肤虽然有热，而实质上是阴寒之证。真寒假热证，多表现为面红如妆，口不渴，小便清长，舌质浮胖淡嫩，脉浮大虚数无根。

患者身大寒，却不欲得衣被，这种真热假寒证，是邪热炽盛于内，阳气不能透达于外所致，因此外表虽然冷，而实质上是阳热之证。真热假寒证，多表现为口渴喜冷饮，小便短赤，舌红苔黄，脉滑数或洪大，也可见脉沉、脉伏，但重按有力。

在临床上，较为单纯的寒、热、虚、实证候是容易分辨的。但当病情发展到严重阶段，表象与本质不相一致的情况下，则应透过寒热的表象去探求疾病的本质。

【原文】

太阳中风，阳浮而阴弱①。阳浮者，热自发，阴弱者，汗自出。啬啬恶寒②，淅淅恶风③，翕翕发热④，鼻鸣⑤干呕者，桂枝汤主之。【12】

桂枝汤方

桂枝三两，去皮　**芍药**三两　**甘草**二两，炙　**生姜**三两，切　**大枣**十二枚，擘

上五味，㕮咀⑥三味，以水七升，微火煮取三升，去滓，适寒温，服一升。服已须臾，啜热稀粥一升余，以助药力。温覆令一时许，遍身漐漐⑦，微似有汗者益佳，不可令如水流漓，病必不除。若一服汗出病差，停后服，不必尽剂；若不汗，更服，依前法；又不汗，后服小促其间⑧，半日许，令三服尽；若病重者，一日一夜服，周时⑨观之。服一剂尽，病证犹在者，更作服；若汗不出，乃服至二三剂。禁生冷、黏滑、肉面、五辛、酒酪、臭恶等物。

【注释】

①阳浮而阴弱：卫气浮胜为阳浮，营阴不足为阴弱。
②啬啬恶寒：畏缩怕冷的样子。啬，这里指肌体畏寒收缩之貌。
③淅淅恶风：形容怕风寒的样子。淅淅，轻微的风雨声。
④翕（xī）翕发热：形容如羽毛覆盖下的皮肤温和之热。翕翕，轻度温和之热，形容热之轻浅。
⑤鼻鸣：鼻中气息不通而发出的鸣响。
⑥㕮（fǔ）咀：把药物切成碎片或弄碎，以便煎服。

【解析】

本条讲述邪微表郁，宜小发汗证治。

外感风寒，病程较长（得之八九日），患者发热恶寒，热多寒少，饮食大小便正常，可分四节看：一日发作两三次（即以下三节的共同症状）为第一节；脉见稍微缓和之象，反映出邪气渐退阳气渐复，表里气趋向平和，是病情好转之兆，可能要自愈，此为第二节；患者"脉微而恶寒"，是太阳、少阳气俱虚，表里阳气皆衰。表邪有内传少阴之势，故"阴阳俱虚"。表里阳虚，表邪尚在，治当温阳固本为急，不可再用汗、吐、下等错误治法，以免更加伤阳损液。此为第三节。患者"面色反有热色"，是由于阳气怫郁不得越，所以微呈红色，"身痒"是邪郁肌表，欲汗不得汗的表证，当用小发汗的方法，宜桂枝麻黄各半汤。

由于病期过久，未能及时汗解，以致邪郁肌表，病势不盛，不宜单用麻黄汤峻汗，然而肌腠闭塞，又非桂枝汤所能胜任，因此两方合用，变大剂为小剂。其剂量之轻微，仅是两方总剂量的1/3，以此小发其汗，实为理想的治法。

【原文】

太阳病，初服桂枝汤，反烦①不解者，先刺风池、风府②，却与桂枝汤则愈。【24】

【注释】

①烦：指发热、恶寒等表证。
②风池：风池穴，在足少阳胆经上，脑后发际陷中，枕骨粗隆直下正中陷中。风府：风府穴，在督脉上，在项后发际1寸，枕骨与第一颈椎之间。

【解析】

本条讲述太阳中风邪势较盛时先用针法以泄邪。

太阳中风邪气较盛，经气郁滞，所以服用桂枝汤后不仅表证不除，而且加重。可先刺风池穴、风府穴，疏通经络以泄邪，解太阳经气之壅塞，然后再服桂枝汤，吃热粥，温覆取汗。针药并治，祛邪力量倍增，病可速愈。

【原文】

服桂枝汤，大汗出，脉洪大①者，与桂枝汤如前法②；若形如疟，一日再发③者，汗出必解，宜桂枝二麻黄一汤。【25】

桂枝二麻黄一汤

桂枝一两十七铢，去皮　　**芍药**一两六铢　　**麻黄**十六铢，去节　**生姜**一两六铢，切　**杏仁**十六个，去皮尖　**甘草**一两二铢，炙　**大枣**五枚，擘

上七味，以水五升，先煮麻黄一二沸，去上沫，内诸药，煮取二升，去滓，温服一升，日再服。本云，桂枝汤二分，麻黄汤一分，合为二升，分再服。今合为一方，将息如前法。

臣亿等谨按：桂枝汤方，桂枝、芍药、生姜各三两，甘草二两，大枣十二枚。麻黄汤方，麻黄三两，桂枝二两，甘草一两，杏仁七十个。今以算法约之，桂枝汤取十二分之五，即得桂枝、芍药、生姜各一两六铢，甘草二十铢，大枣五枚。麻黄汤取九分之二，即得麻黄十六铢，桂枝十铢三分铢之二，收之得十一铢，甘草五铢三分铢之一，收之得六铢，杏仁十五个九分枚之四，收之得十六个。二汤所取相合，即共得桂枝一两十七铢，麻黄十六铢，生姜、芍药各一两六铢，甘草一两二铢，大枣五枚，杏仁十六个，合方。

【注释】

①脉洪大：指脉形盛大如洪水泛滥，宽洪满指，但来盛去衰。

②如前法：原文第12条方后桂枝汤的服用方法。

③一日再发：一天发作两次。

【解析】

本条讲述服桂枝汤后的两种变证。

服桂枝汤后，若大汗出，脉由浮缓变成洪大，是脉虽变而证未变，仍可用桂枝汤解肌祛风，调和营卫，并应遵循方后所注的煎服法使用。

本条与第23条的证均为表郁轻证，证见寒热如疟。二者区分在于第23条原文的证，病程较长，始终无汗，表郁较甚，故用桂枝麻黄各半汤，小发其汗；本条的证是大汗后，肌腠复闭，邪微证轻，故用桂枝二麻黄一汤，在解肌方中略加发汗之品，微发其汗，调和营卫，兼祛微邪。

【原文】

服桂枝汤，大汗出后，大烦①渴不解，脉洪大者，白虎加人参汤主之。【26】

白虎加人参汤

知母六两　　石膏一斤，碎，绵裹　　甘草炙，二两　　粳米六合　　人参三两

上五味，以水一斗，煮米熟汤成，去滓，温服一升，日三服。

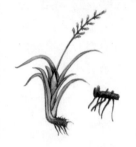
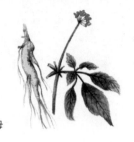
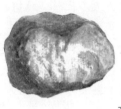

知母　　　　　　　　　　　　　人参　　　　　　　　　　　石膏

【注释】

①大烦：烦因于热，大烦即大热。

【解析】

本条讲述服桂枝汤大汗出后津伤化热的证治。

本条承第25条，言太阳病大汗出后转属阳明的变证，辨证关键在于"大烦渴不解"。大烦渴是燥热亢盛、津气两伤的最具特征性的反映，病情重于白虎汤证。

本条与第25条文字相似，而病症的本质截然不同。第25条是服桂枝汤后，汗不如法，已致大汗出而表证未解，脉由浮缓变为洪大，是阳盛于外抗邪之故，然脉变而证未变，病仍在太阳之表，必无烦渴等里热证候，所以仍用桂枝汤解表。本条为服桂枝汤后，大汗出，表证全无，而有脉洪大、烦渴不解等里热炽盛，津伤气耗之证，脉变证也变，故治以辛寒清热，益气生津，用白虎加人参汤。

【原文】

太阳病，发热恶寒，热多寒少，脉微弱者，此无阳①也，不可更汗，宜桂枝二越婢一汤方②。【27】

桂枝二越婢一汤

桂枝去皮　　芍药　　麻黄　　甘草各十八铢，炙　　大枣四枚，擘　　生姜一两二铢，切　　石膏二十四铢，碎，绵裹

上七味，以水五升，煮麻黄一二沸，去上沫，内诸药，煮取二升，去滓，温服一升。本云，当裁为越婢汤、桂枝汤，合之饮一升，今合为一方，桂枝汤二分，越婢汤一分。

臣亿等谨按：桂枝汤方，桂枝、芍药、生姜各三两，甘草二两，大枣十二枚。越婢汤方，麻黄二两，生姜三两，甘草二两，石膏半斤，大枣十五枚。今以算法约之，桂枝汤取四分之一，即得桂枝、芍药、生姜各十八铢，甘草十二铢，大枣三枚。越婢汤取八分之一，即得麻黄十八铢，生姜九铢，甘草六铢，石膏二十四铢，大枣一枚八分之七，弃之。二汤所取相合，即共得桂枝、芍药、甘草、麻黄各十八铢，生姜一两三铢，石膏二十四铢，大枣四枚，合方。旧云：桂枝三，今取四分之一，即当云桂枝二也。越婢汤方，见仲景杂方中。《外台秘要》一云起脾汤。

【注释】

①无阳：阳气虚弱。

②宜桂枝二越婢一汤：此处应接在"热多寒少"后，属倒装文法。

【解析】

本条讲述太阳病邪郁表兼里热的证治。

本条是太阳表证，迁延日久，以致邪郁不解，形成内热外寒的证候。给予小剂量的桂枝二越婢一汤，发汗解表，兼清郁热。因邪气不重，正气尚旺，故仅取桂枝汤的三分之二调和营卫，越婢汤的三分之一辛凉清透，发泄郁热。

如果患者脉象微弱，则非阳证表现，有可能是虚寒阴证，不可使用本方发汗清热。无阳是阳虚不可发汗的互辞，也就是正气虚的意思，微弱脉是正虚不足的确据，即使有上述寒热症状，也当舍证从脉，绝对禁用汗剂。

【原文】

服桂枝汤，或之下，仍头项强痛，翕翕发热，无汗，心下满微痛，小便不利者，桂枝汤去桂加茯苓白术汤主之。【28】

桂枝去桂加茯苓白术汤

芍药三两 **甘草**二两，炙 **生姜**切 **白术 茯苓** 各三两 **大枣** 十二枚，擘

上六味，以水八升，煮取三升，去滓，温服一升，小便利则愈。本云，桂枝汤今去桂枝，加茯苓，白术。

【解析】

本条讲述水停表郁的证治。

患者原有"头项强痛，翕翕发热，无汗"的症状，似表而实非表证，服桂枝汤不仅无效，反有桂枝辛温伤津之弊。水气内停，气机郁滞，里气不和，可见心下满微痛。本证之病机实为水停阳郁，故治以利水通阳为法，方取桂枝去桂加茯苓白术汤旨在健脾利水，去桂枝之辛温，恐其耗伤津液，用芍药意在和营益阴，生姜助白术、茯苓行水气，小便利则水邪去，水邪去则阳气通，水去阳通则表解，"头项强痛，翕翕发热，无汗，心下满微痛，小便不利"诸证可除，故方后云"小便利则愈"。

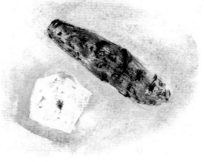

茯苓

【原文】

伤寒脉浮，自汗出，小便数，心烦，微恶寒，脚挛急①，反与桂枝汤，欲攻其表，此误也。得之便厥②，咽中干，烦燥，吐逆者，作甘草干姜汤与之，以复其阳；若厥愈足温者，更作芍药甘草汤与之，其脚即伸；若胃气不和，谵语③者，少与调胃承气汤；若重发汗，复加烧针④者，四逆汤主之。【29】

甘草干姜汤方
甘草四两，炙 干姜二两

上二味，以水三升，煮取一升五合。去滓，分温再服。

芍药甘草汤方
白芍药 甘草各四两，炙

上二味，以水三升，煮取一升五合，去滓，分温再服。

调胃承气汤方

大黄四两，去皮，清酒洗　**甘草**二两，炙　**芒硝**半升

上三味，以水三升，煮取一升，去滓，内芒硝，更上火微煮令沸，少少温服之。

四逆汤方

甘草二两，炙　**干姜**一两半　**附子**一枚，生用，去皮，破八片

上三味，以水三升，煮取一升二合，去滓，分温再服。强人可大附子一枚，干姜三两。

【注释】

①脚挛急：小腿筋肉拘急，屈伸不利，或伴有轻微疼痛，俗称小腿抽筋。脚，指小腿。

②厥：手足逆冷。

③谵语：神志不清，胡言乱语，多声音高亢。

④烧针：将针体在火上加热后，刺入人体的一种治疗方法。

【解析】

本条讲述表证夹里虚而误汗的变证及随证救治方法。

脉浮、自汗出、微恶寒，是病在表，属太阳表虚证；小便频数，是里阳虚不能摄敛津液；心烦、小腿挛急，是阴液不足，失于濡润。表证兼阴阳两虚，误用汗法，可以产生很多变证。

误以桂枝汤解表散邪，导致阴阳之气更虚，阳虚不能温煦四末，则手足厥逆。阴液不能上滋，

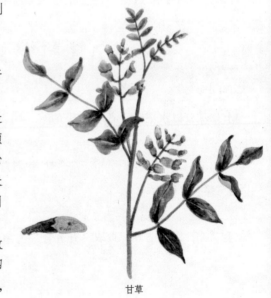

甘草

则咽中发干。心神失于濡养，则生烦躁。阴寒犯胃，胃气不和，则见呕逆。权衡其阴阳虚实的互相转化，缓急先后，凭证立方。此病实以阳虚为急，需先用甘草干姜汤以复阳。药后中阳得复，厥自愈，下肢转温。再用芍药甘草汤，酸甘化阴，阴复而筋脉得养，挛急即可缓解。

若患者谵语，则说明邪从燥化，病已转入阳明，形成胃肠燥热证，宜用小量调胃承气汤，以润燥泻热通便。

用桂枝汤误攻表伤了津液之后，"若重发汗，复加烧针者"，继续伤津液，则陷入阴证，需用四逆汤回阳救逆，用量随体质而定。

本条体现了"设法御变"的思想，是中医"观其脉证，知犯何逆，随证治之"原则的具体应用。

【原文】

问曰：证象阳旦[①]，按法治之而增剧，厥逆，咽中干，两胫拘急而谵语。师曰：言夜半手足当温，两脚当伸，后如师言。何以知此？答曰：寸口脉浮而大，浮则为风，大则为虚，风则生微热，虚则两胫挛。病证象桂枝，因加附子参其间，增桂令汗出，附子温经，亡阳故也。厥逆咽中干，烦燥，阳明内结，谵语，烦乱，更饮甘草干姜汤。夜半阳气还，两足当热，胫尚微拘急，重与芍药甘草汤，尔乃胫伸，以承气汤，微溏，则止其谵语，故知病可愈。【30】

【注释】

①证象阳旦：证候与阳旦汤证相似。阳旦汤即桂枝汤。

【解析】

本条是对第29条的注解，讨论其证治的机制。

"证象阳旦"是说第29条"伤寒脉浮，自汗出"和"微恶寒"等象是阳旦汤证（即桂枝汤证）。"按法治之而增剧"指误用桂枝汤治疗，病情不但不见好转，反而恶化增剧，出现"厥逆、咽中干、两胫拘急而谵语"各种症状。这是因为，除伤寒脉浮、自汗出、微恶寒证之外，还有"小便数，心烦"和"脚挛急"等证，误用桂枝汤后，会发生许多变证。据寸口脉浮大，浮为风邪，大为正虚，表有风邪故有微热，阴阳两虚，则小腿拘挛，证虽像桂枝汤证，但实为阴阳两虚，应先用甘草干姜汤辛甘复阳。夜半阳气得复，则两脚转温。下肢如仍微有拘挛，再用芍药甘草汤酸甘复阴，拘挛就会消失。此为先复阳，后复阴之法。如果延后干燥，心烦，并出现胡言乱语，则是阳明燥热内结，需少与调胃承气汤，微和胃气。大便溏说明阳明燥热已除，胡言乱语之证随之消失，病即痊愈。

◎辨太阳病脉证并治中◎

【原文】

太阳病，项背强几几，无汗，恶风，葛根汤主之。【31】

葛根汤方

葛根四两　**麻黄**三两，去节　**桂枝**二两，去皮　**生姜**三两，切　**甘草**二两，炙　**芍药**二两　**大枣**十二枚，擘

上七味，以水一斗，先煮麻黄、葛根，减二升，去白沫，内诸药，煮取三升，去滓，温服一升，覆①取微似汗，余如桂枝法将息及禁忌。诸汤皆仿此。

【注释】

①覆：覆盖，要求服药后覆被取汗。

【解析】

本条讲述风寒束表，太阳经气不舒的证治。

无汗恶风，是卫阳闭遏、营阴郁滞的太阳伤寒表实证。项背强几几，是风寒束表，太阳经气不舒，津液有失，不能濡养筋脉的病理表现。本证由太阳伤寒表实证与太阳经输证组成，辨证要点是项背拘急不舒、恶寒、无汗、脉浮紧。治宜发汗解表，升津舒经，用葛根汤方。

葛根汤即桂枝汤加葛根、麻黄组成，桂枝、麻黄、生姜辛温发汗、解表散邪，葛根升阳布津、温煦濡养筋脉，并助麻黄、桂枝发汗解表。芍药、甘草、大枣三物酸甘化阴，滋养阴液，并可缓筋脉之急。诸药合用，以治

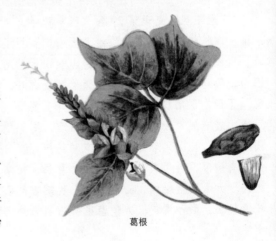

葛根

风寒外束之无汗恶风、项背强几几证。

　　风寒袭表，无汗用麻黄汤（麻黄汤方，麻黄三两，桂枝二两，甘草一两，杏仁七十个），有汗用桂枝汤。本证无汗恶风，项背强几几，为何不用麻黄汤加葛根，而用桂枝汤加麻黄、葛根，关键在于是由于外感风寒，邪入太阳经输，经气不利，经脉失养所致。除有风寒外邪，尚有津液不能上承之因素，故治疗不宜用麻黄汤峻汗，防止津液严重损伤。葛根汤是桂枝汤加味方，但其实质是由麻黄汤化裁而来。麻黄、桂枝合用，是麻黄汤的基本配伍，取发汗之用，再用生姜加强开腠发汗，以祛除在表之风寒外邪。因证中无喘，故不需用杏仁苦降。芍药有收敛之用，可牵制麻黄、桂枝发汗程度，又能和营，如此发汗作用小于麻黄汤而大于桂枝汤，并加葛根生津液、舒筋脉、解表，合之为葛根汤。

【原文】

　　太阳与阳明合病①者，必自②下利，葛根汤主之。【32】

【注释】

①合病：两经或三经的证候同时出现，无先后次第之分。
②自：说明本证的下利，并非误治所致，也非里虚所致，而是病情至此，自然发生的下利。其特点是水粪杂下，无恶臭及肛门灼热等证，属于感寒下利。

【解析】

　　本条讲述太阳与阳明合病而下利的证治。

　　太阳与阳明二经证候同时出现，风寒外束肌表而见恶寒、发热、脉浮，风寒内扰阳明大肠而有"自下利"的症状。治宜葛根汤解除外邪。葛根汤既能治疗项背强几几，又能治疗下利，属于异病同治。关键是两者有相同的病机。即风寒在表，"项背强几几"影响太阳经输，"自下利"为内迫大肠，尽管证候各异，皆起于表邪。葛根汤既能发汗解表，又能生津止利，故兼腹泻可用。

【原文】

　　太阳与阳明合病，不下利，但呕者，葛根加半夏汤主之。【33】

葛根加半夏汤方

葛根四两　**麻黄**三两，去节　**甘草**二两，炙　**芍药**二两　**桂枝**二两，去皮　**生姜**二两，切　**半夏**半升，洗　**大枣**十二枚，擘上八味，以水一斗，先煮葛根、麻黄，减二升，去白沫，内诸药，煮取三升，去滓，温服一升。覆取微似汗。

【解析】

本条讲述太阳与阳明合病而呕逆的证治。

下利、呕吐主要的原因是胃肠功能紊乱所致。正常时，胃气以降，脾气当升。当脾气下陷则下利，胃气上逆则发生呕吐，皆由太阳表邪内迫，肠胃功能失常所致。所以呕吐的性质属寒。治疗仍以葛根汤解外散邪，另加半夏与生姜同用，和胃降逆止呕。本条与第32条相比，呕吐和下利部位不同，呕吐在胃，胃气上逆使然，下利在肠，大肠传导太过所致，应反其道而行之，治下利宜升清，治呕吐当降逆，故重用半夏，用量大于葛根，目的是降逆止呕。

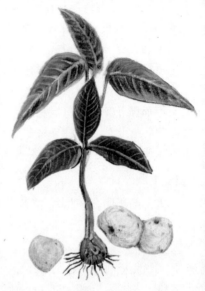

半夏

【原文】

太阳病，桂枝证，医反下之，利遂不止，脉促者，表未解也，喘而汗出者，葛根黄连黄芩汤主之。【34】

葛根黄芩黄连汤方

葛根半斤　　甘草二两，炙　　黄芩三两　　黄连三两

上四味，以水八升，先煮葛根，减二升，内诸药，煮取二升，去滓，分温再服。

【解析】

本条讲述里热夹表邪的下利证治。

太阳病桂枝证，是风寒外邪侵袭肌表所致的太阳中风表虚证，医者误用攻下法治疗，使外邪内陷，脉象急促，说明邪已化热。邪热下迫大肠，则下利不止。表里之邪逼迫于肺，肺失清肃则喘。热邪蒸腾，迫津外出，故见汗出。表邪化热，内传大肠，治宜葛根黄芩黄连汤清热止利。

本证与葛根汤证均为表里同病的下利，但病理性质不同。表邪未解兼有下

利，属于寒利，治以葛根汤解表为主；邪热内传，影响大肠传导而出现的大便急迫下注，臭秽异常，属于热利，葛根黄芩黄连汤是治疗热性泄泻的有效方剂。方剂重用葛根，既辛凉发汗，解散表热，又升清阳，起阴气而止利。黄芩、黄连苦寒，清热燥湿止利。甘草和中缓急，调和诸药。四药合用，表里双解，下利自止。

【原文】

太阳病，头痛发热，身疼腰痛，骨节疼痛，恶风无汗而喘者，麻黄汤主之。【35】

> **麻黄汤方**
>
> 麻黄三两，去节　桂枝二两，去皮　甘草一两，炙　杏仁七十个，去皮尖

上四味，以水九升，先煮麻黄，减二升，去上沫，内诸药，煮取二升半，去滓，温服八合。覆取微似汗，不须啜粥，余如桂枝法将息。

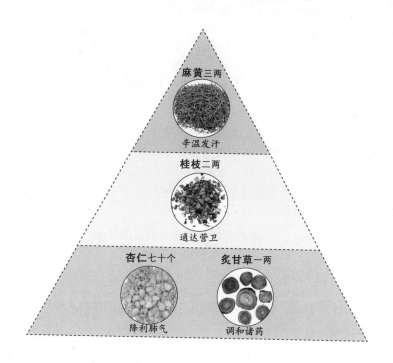

【解析】

本条讲述太阳伤寒表实证的证治。

本条提到的所有证候，体现了三个方面，一是膝理闭塞之无汗，二是肺气闭塞之咳喘，三是经脉闭阻之全身骨节疼痛。与太阳中风膝理开泄相反。太阳伤寒证为感受寒邪：卫阳外闭，营阴郁滞而成。因寒性凝滞收引，主痛，寒邪袭表，使卫阳闭遏、营阴凝滞，是产生这些证候的前提，也是本病的病机。

麻黄汤是发汗解表之峻剂，是治疗太阳伤寒表实证的主方。麻黄开膝启闭，发汗散寒，宣肺平喘；桂枝通达卫阳，祛邪于外；杏仁降肺气，助麻黄以平喘；炙甘草调和诸药。麻黄汤因其发峻汗，所以服汤后不需啜热粥，只需温覆，使其微汗，不可令大汗淋漓。

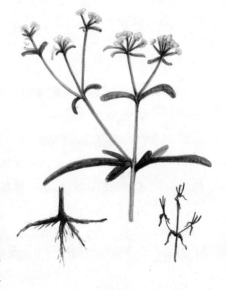

败酱草

【原文】

太阳与阳明合病，喘而胸满者，不可下，宜麻黄汤主之。【36】

【解析】

太阳和阳明合病，治疗上应先治疗太阳之证。因为表邪不及时祛除，就会内陷入里，加重阳明病的证候，故迅速祛邪成了当务之急，若阳明里证较重亦可以在解表的同时兼顾里证。此处不见腹满而见喘而胸满，说明尚未形成里实，不可早用攻下法。肺与大肠相表里，其大便是由于外邪束表，肺气失宣，影响大肠腑气的通降所导致。

用麻黄汤发汗解表，宣肺平喘。待表解喘平，肺气顺畅，腑气得以通降，大便自然可下。

【原文】

太阳病，十日以去，脉浮细而嗜卧者，外已解也。设胸满胁痛者，与小柴胡汤。脉但浮者，与麻黄汤。【37】

小柴胡汤方

柴胡半斤　黄芩　人参　甘草炙　生姜各三两，切　大枣十二枚，擘　半夏半
升，洗

上七味，以水一斗二升，煮取六升，去滓，再煎取三升，温服一升，日
三服。

【解析】

本条论述太阳病日久的转归及证治。

太阳伤寒病程较长，可能会出现不同的转
归。脉由浮紧变为浮细，而嗜卧，表示正复邪
祛，表邪已解，为将愈之候；胸满胁痛是少阳
病主证，此时邪入少阳，枢机不利，此时脉细
当为弦细，宜用小柴胡汤和解少阳；"脉但浮"，
表邪仍在太阳，仍当用麻黄汤发汗。判断疾病
的转归当以脉证为依据，太阳病不必拘时日，
主要表证未变，其治法用方也不变。即有是证、
用是方。麻黄汤不一定专用于外感病初期，那
种仅依据病期用药，是与辨证相悖的。

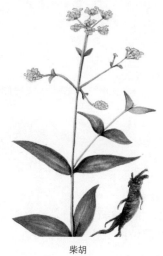

柴胡

【原文】

太阳中风，脉浮紧，发热恶寒，身疼痛，不汗出而烦躁者，大青龙汤主
之。若脉微弱，汗出恶风者，不可服。服之则厥逆，筋惕肉𥆧①，此为逆也。
【38】

大青龙汤方

麻黄六两，去节　桂枝二两，去皮　甘草二两，炙　杏仁四十枚，去皮尖　生姜三
两，切　大枣十二枚，擘　石膏如鸡子大，碎

上七味，以水九升，先煮麻黄，减二升，去上沫，内诸药，煮取三升，去
滓，温服一升，取微似汗，汗出多者，温粉②粉之。一服汗者，停后服。若复服
汗多亡阳，遂虚，恶风烦躁，不得眠也。

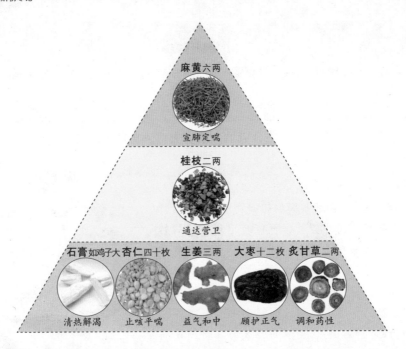

【注释】

①筋惕肉瞤(shùn)：类似于震颤、抽搐等证候。瞤，肌肉跳动。

②温粉：炒温之米粉，扑在皮肤上，用于止汗。

【解析】

　　本条讲述伤寒表实证里热烦躁的证治及大青龙汤的禁例。

　　外感风寒，毛孔闭塞，阻遏太阳之经气，营卫不通，故见"脉浮紧、身疼痛、不汗出"证候，与麻黄汤证基本相同。本条以此三个典型脉证强调寒邪闭表过重，阳气不得宣泄的病机。由于表邪过重，太阳之气出入受阻，结于胸中，不得宣泄，郁而化热，热扰心神，烦躁由生，此为大青龙汤证所独有。方以麻黄汤为主，以麻黄、桂枝、生姜辛温发汗，并重用麻黄发其郁阳，杏仁宣降肺气，石膏清泻里热，甘草、大枣顾护胃气以培汗源，使发汗清热而不伤正，为表里双解之方。

　　"不汗出而烦躁"是大青龙汤的辨证要点。伤寒表实治以麻黄汤发汗解表；表实兼内热则治以大青龙汤，解表兼治里热。

　　大青龙汤发汗之力较麻黄汤更为峻猛，用之不当，易造成不良后果，故应慎用。如见脉微弱，汗出恶风者，则不可服。因为汗出恶风主表虚，脉微弱主里虚，表里俱虚，则不能用大青龙汤。若误服势必引起大汗伤阳损液，阳虚无以温养，液少不能濡润，而致手足厥冷、肌肉跳动等变证发生，故云"此为逆也"。

【原文】

伤寒脉浮缓，身不疼，但重，乍有轻时，无少阴证者，大青龙汤发之。【39】

【解析】

本条论述了大青龙汤证的证治。

发热、恶寒、无汗、烦躁脉浮紧等是大青龙汤的典型脉证；本条脉浮缓、身不疼、但重、乍有轻时，是大青龙汤不典型的脉证。但发热、恶寒、无汗、烦躁仍是本条主证，否则不可用大青龙汤。

由于少阴阳虚阴盛，也可见身重，所以要在排除少阴病的情况下方可使用大青龙汤。少阴阳虚阴盛，必有恶寒踡卧、手足厥冷、脉微等证，与大青龙汤证之恶寒发热、脉浮的表现有明显的差异，临证时务必审证求因，辨证施治。

【原文】

伤寒表不解，心下有水气，干呕发热而咳，或渴，或利，或噎，或小便不利，少腹满，或喘者，小青龙汤主之。【40】

小青龙汤方
麻黄去节　芍药　细辛　干姜　甘草炙　桂枝各三两，去皮　五味子半升 半夏半升，洗

麻黄三两
辛温发汗

桂枝三两
通达营卫

干姜三两
温肺化饮

细辛三两
发散风寒，温肺化饮

五味子半升
敛肺止咳

芍药三两
酸寒敛阴

炙甘草三两
益气和中

半夏半升
燥湿化痰

上八味，以水一斗，先煮麻黄，减二升，去上沫，内诸药，煮取三升，去滓，温服一升。若微利者，去麻黄加荛花，如一鸡子大，熬令赤色；若渴者，去半夏，加栝楼根三两；若噎者，去麻黄，加附子一枚，炮；若小便不利，少腹满者，去麻黄加茯苓四两；若喘者，去麻黄加杏仁半升，去皮尖。且荛花不治利，麻黄主喘，今此语反之，疑非仲景意。

臣亿等谨按：小青龙汤大要治水。又按《本草》，荛花下十二水，若水去，利则止也。又按《千金》，形肿者应内麻黄，乃内杏仁者，以麻黄发其阳故也。以此证之，岂非仲景意也。

【解析】

本条讲述太阳伤寒兼水饮内停的证治。

外有风寒，内有水饮，是本证的病机。素有内饮者，不慎外感风寒引动宿疾，以致寒饮射肺，肺气失宣而咳嗽；咳嗽干呕，示心下有水饮，水饮犯胃，胃气上逆而干呕。另外，水饮内停，正津不布则口渴；水气下趋大肠则下利；水气上逆则噎阻；肺气失于肃降，膀胱失于气化，则小便不利而小腹满。

本证病位重点在于肌表与肺胃；病机重点在于外寒与内饮；病症重点在于发热与咳喘。以上诸证皆由表寒外束、水饮内停所致。故用小青龙汤解表化饮，表里兼治。

小青龙汤由麻黄汤去杏仁加芍药、细辛、干姜、五味子、半夏而成，在临床上是治疗寒饮射肺咳喘的一剂名方，不论有无表证均可酌情使用。

【原文】

伤寒，心下有水气，咳而微①喘，发热不渴。服汤已渴者，此寒去欲解②也。小青龙汤主之。③【41】

【注释】

①微：指病情与表证有关，病位偏表浅。
②寒去欲解：服小青龙汤后表寒得散，内饮得化，病情将愈。
③小青龙汤主之：此句应接在"发热不渴"后，属倒装文法。

【解析】

本条讲述外寒里饮证服用小青龙汤后的反应。

本条与第40条都是"伤寒表不解，心下有水气"，上条有"或渴"，本条有"发热不渴"，说明"不渴"是外寒内饮的正局，正是小青龙汤证。而"或渴"仅是变局。本条服药后"渴者"，是发汗之后，温化之余，一时上焦津液尚少，而出现暂时口渴的现象，随着病情的好转，气机畅通，水津四布，则口渴自然消除。口渴为病解佳兆，故曰："此寒去欲解也"。

【原文】

太阳病，外证①未解，脉浮弱者，当以汗解，宜桂枝汤。【42】

桂枝汤方

桂枝去皮　**芍药**　**生姜**各三两，切　**甘草**二两，炙　**大枣**十二枚，擘

上五味，以水七升，煮取三升，去滓，温服一升，须臾啜热稀粥一升，助药力，取微汗。

【注释】

①外证：表现于外的证候。此处指头痛、发热、恶寒等太阳病表证。

【解析】

本条讲述太阳病脉浮弱证治。

太阳病，头痛、发热、恶寒等表证仍在，治当发汗解表。用麻黄汤还是桂枝汤？关键在于证候不同。"脉浮弱"揭示了辨证要点。"浮"主病邪在表，"弱"为正气不足。虽是表证，但不耐麻黄汤峻汗，宜桂枝汤解肌祛风，调和营卫。不言"桂枝汤主之"，有斟酌之意。

【原文】

太阳病，下之微喘者，表未解故也。桂枝加厚朴杏仁汤主之。【43】

桂枝加厚朴杏仁汤方

桂枝三两，去皮　**甘草**二两，炙　**生姜**三两，切　**芍药**三两　**大枣**十二枚，擘　**厚朴**二两，炙，去皮　**杏仁**五十枚，去皮尖

上七味，以水七升，微火煮取三升，去滓，温服一升，覆取微似汗。

【解析】

本条讲述太阳病误下后致喘的证治。

太阳病，治当发汗解表。误用攻下治疗后，表邪未解。在表之邪，影响肺

气的肃降，出现轻度气喘，治以桂枝加厚朴杏仁汤解肌祛风，兼降气平喘。

本条与第18条病因不同，证候、病机、治疗用方大体一致。

【原文】

太阳病，外证未解，不可下①也，下之为逆。欲解外者，宜桂枝汤主之。【44】

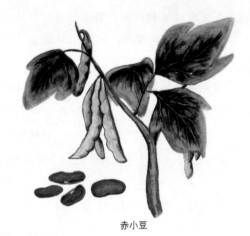

赤小豆

【注释】

①下：代指治疗里实证的方法，如清热、泻下等。

【解析】

本条讲述太阳病表邪未解又兼里实的治疗次序。

表证未解，治以解表，忌先治里这是治疗的一般规律。若误用攻下，则易使外邪内陷，发生多种变证。要想解除表证，宜用桂枝汤。

单纯的太阳表证，一般不可能使用下法。以理推之，此处除恶寒、发热等表证外，当有"不大便"等里证的存在。表证治用汗法，里实证治以攻下。如果在既有表证又有里实的情况下，治疗当先解表，之后若里实证仍在，方可攻下。

【原文】

太阳病，先发汗不解，而复下之，脉浮者不愈。浮为在外，而反下之，故令不愈。今脉浮，故知在外，当须解外则愈，宜桂枝汤主之。【45】

【解析】

本条讲述太阳病汗下后仍当解表。

太阳病，先用发汗法，表邪不解，多为发汗不如法所致。至于药后病不除，或病重药轻，或体质因素。表证不解，发汗解表仍是治疗的唯一途径。切不可因汗不除，就改用攻下。攻下属于误治，多易造成外邪内陷，引起变证。但此处脉象浮，表证未有变化，说明邪仍在表，还应当用解表的方法治疗，宜用桂枝汤。脉浮是辨证要点，显示病邪尚未内陷，正气仍然能与邪气抗争。

【原文】

太阳病，脉浮紧，无汗，发热，身疼痛，八九日不解，表证仍在，此当发

其汗。服药已，微除，其人发烦目瞑[1]，剧者必衄，衄乃解。所以然者，阳气重[2]故也。麻黄汤主之[3]。【46】

【注释】

①目瞑：眼睛闭合，不想睁开。

②阳气重：指外邪束表，卫阳受其郁遏较重。

③麻黄汤主之：此句应接在"此当发其汗"后，是倒装文法。

【解析】

本条讲述太阳病病程较长的证治及用麻黄汤后的反应。

治疗效果与病程长短有关。太阳伤寒表实证，初病发汗即可解除。若病程较长，外邪郁闭较重，发汗则难以速解。但"脉浮紧，无汗，发热，身疼痛"表证仍在，仍当用麻黄汤发汗解表。

服药后，轻者即能一汗而解，但在出汗之时，内郁之阳气振发，正气将伸未伸之时，有发烦、闭目不欲见物之感。待汗出邪解，症状自然消失。

若郁闭较重，服麻黄汤虽能去外闭之寒，而内郁之热则有可能随之升腾，可致衄血（鼻出血），衄血后，邪热随之外泄，病情即可缓解。因血汗同源，邪不从汗解而从衄解，以致病除，俗称"红汗"。

【原文】

太阳病，脉浮紧，发热，身无汗，自衄者愈。【47】

【解析】

本条讲述太阳伤寒表实证自衄可愈。

脉浮紧，发热，身无汗，是太阳伤寒表实证。治以麻黄汤辛温发汗。但有些青壮年患者，还可自衄作解，不药自愈。其机制在于：太阳伤寒失于汗解，邪无出路，阳气不得宣泄，郁于经络，日久化热，伤于鼻中血络而成。此种自衄，是病理发展的后果，由于血汗同源，邪随衄出，热从衄泄，故可自愈。

【原文】

二阳并病，太阳初得病时，发其汗，汗先出不彻，因转属阳明，续自微汗出，不恶寒。若太阳病证不罢者，不可下，下之为逆，如此可小发汗。设面色缘缘[1]正赤者。阳气怫郁在表，当解之、熏之，若发汗不彻不足言，阳气怫郁不得越，当汗不汗，其人躁烦，不知痛处，乍在腹中，乍在四肢，按之不可得，其人短气，但坐[2]，以汗出不彻故也，更发汗则愈。何以知汗出不彻，以脉涩故知也。【48】

【注释】

①缘缘：持续不断。

②坐：因由。

【解析】

本条讲述太阳病汗出不彻，转入阳明和邪郁肌表不解的两种转归。

太阳病初，用药不当，或服药不得法，以致汗出不彻，邪气化热内传，转属阳明病。阳明热盛，逼迫津液外泄而见汗出；表邪已尽，则不恶寒。

如果太阳病证没有解除，又出现阳明病的，就成为太阳与阳明并病。太阳表证未解，又并发阳明里实证，治应遵循先表后里的原则，否则为逆。太阳表证未解，不可用攻下法，但阳明证已见，只可用小发汗法。太阳表证未解的标志是面色缘缘正赤，乃阳气怫郁其表所致，可用熏法取汗，以达到解表的目的。

太阳病发汗，因汗出过少，使外邪不得宣泄，阳气因而怫郁在表。表闭阳郁，患者心烦躁动。"不知痛处，乍在腹中，乍在四肢，按之不可得"是形容烦躁时身体疼痛，无固定部位，按之不痛，是邪在表；由于表有郁肺气不利，所以患者短气。这些病证均因当汗不汗或汗出不彻所致，所以治疗当再发其汗。脉涩反映邪气凝滞与营卫郁遏的病机，是汗出不彻的佐证。

【原文】

脉浮数①者，法当汗出而愈。若下之，身重心悸者，不可发汗，当自汗出乃解。所以然者，尺中脉微，此里虚，须表里实②，津液自和，便自汗出愈。【49】

【注释】

①浮数：代指发热、恶寒等表证。

②须：等待之意。表里实：表里阳气充实。

【解析】

脉浮数者，为邪在表，当用汗法治疗，即可痊愈。误用攻下，则损伤阳气，阳气亏虚，心无所主，而心慌躁动不安。气虚不能充实四肢，加之表邪未解，内外困顿，故身重。阳气不足，所以尺中脉微。此时虽表证仍在，也不可强发汗，若强发汗，不但表证不解，而且加重里虚。应当用和表里之法，使表里之气恢复而充实，津液调和，患者自然能汗出而愈。此为顺应病理发展的自然趋势，非强发汗可比。

【原文】

脉浮紧者，法当身疼痛，宜以汗解^①之。假令尺中迟^②者，不可发汗。何以知之然？以荣气不足，血少故也。【50】

【注释】

①汗解：指麻黄汤的峻汗。
②尺中迟：指营血不足之脉。迟，迟滞无力，此处不能理解为一息三至的迟脉。

【解析】

太阳伤寒表实证，脉浮紧，身疼痛，应当用麻黄汤发汗解表。"脉浮紧"应是寸关尺三部的脉象均浮紧，若尺脉迟缓，则属内有正虚，"何以知然？以荣气不足，血少故也"，原文中的这一自注，就是最好的说明。麻黄汤必须在气血充盈的情况下使用，才能得汗而解。在气虚血少时强发其汗，不仅不能得汗，反而会损正气，加重里虚，致生他变。

不可发汗，即不可单纯辛温发汗，可以考虑用养阴益血兼以解表的方法，如桂枝新加汤法。

【原文】

脉浮^①者，病在表，可发汗，宜麻黄汤。【51】

【注释】

①脉浮：以脉言证，当有发热、恶寒、无汗等证。

【解析】

本条未提到麻黄汤证的证候，这属于省文的笔法。原文揭示的证候当有太阳伤寒表实证的特点，可以使用麻黄汤辛温发汗。理解时应脉证合参，全面分析，斟酌选择，而不是据脉定证。

【原文】

脉浮而数者，可发汗，宜麻黄汤。【52】

【解析】

脉浮数者能否使用麻黄汤，关键在于对"数"的理解。脉数是由于肌表发热所致，但不能见到数脉就辨证为有热而忌麻黄。

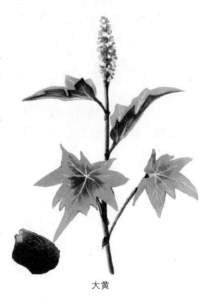

大黄

脉浮而数者，常见于表热证候，但却未必都是表热证候。如果脉虽浮数，却见"未发热，必恶寒，体痛，呕逆"证属太阳伤寒，仍可以用麻黄汤发汗解表。

麻黄汤证的脉象不一定都是阴阳俱紧，因人之体质有差异，感邪轻重有别，有时也可见浮数，这是正邪相争的一种反映，不可就此认定为表热或里热。由于脉证不甚典型，故曰"宜麻黄汤"，有根据病情，斟酌选择之意。

【原文】

病常自汗出者，此为荣气和①。荣气和者外不谐②，以卫气不共荣气和谐故尔。以荣行脉中，卫行脉外，复发其汗，荣卫和则愈，宜桂枝汤。【53】

【注释】

①荣气和：即营阴未发生病理变化。荣气，即营气，对比卫阳言即营阴。和，平和、正常。

②外不谐：即卫气固外护荣的功能失调，而致营卫不和。外，指卫气。

【解析】

本条是桂枝汤在内伤杂治中的应用。

自汗出的原因，为营气和，但卫气却不与之协调。因为在正常情况下，营行脉中，为卫之守，卫行脉外，为营之使，二者一内一外，营卫和合，阴阳平和，故为不病。若营卫失和，则发生病变。常有自汗出的人，是其营气虽和，但卫气却不与之协调，是营卫相离而出现了异常变化。卫气不能固护营阴，营阴不能内守，故而经常有自汗出。用桂枝汤发汗解肌，调和营卫，使营卫调和，则汗出自止。

【原文】

患者脏无他病，时发热，自汗出，而不愈者，此卫气不和也。先其时发汗则愈，宜桂枝汤主之。【54】

【解析】

患者脏腑虽然没有明显的病变，但有时出现发热、自汗出的证候，不能自愈。究其原因，是卫气不和、营卫失调的表现。在其发热、汗出之前，用桂枝汤发汗解肌，调和营卫，则发热、汗出自止。所谓"先其时发汗"，是指在发热、汗出之前的间歇时间给药，因此时人体营卫阴阳较平衡稳定而易于调节。若正当发热、汗出时给药，则难以调整营卫之偏，甚至还有可能因汗出过多而伤害正气。

【原文】

伤寒脉浮紧，不发汗，因致衄者，麻黄汤主之。【55】

【解析】

太阳伤寒表实证，"脉浮紧，不发汗"，既揭示风寒郁遏、腠理闭塞严重，又提示未能及时治疗，当汗失汗，致使表闭更甚，邪气无从外泄，阳郁不能伸宣，上攻于阳络而致衄血。虽有少量衄血，但表邪未解，仍需用麻黄汤发汗解表。

本条与第46条、第47条皆为太阳伤寒证的衄血，但病因、病机、转归各不相同。第46条是服药后，邪热郁闭较重，损伤阳络致衄，其邪随衄解，故曰"衄乃解"；第47条是未经服药，失于发汗而致衄，气邪随衄而解，故曰"自衄者愈"；本条虽亦是失于汗解，但衄后表证未解，故仍与麻黄汤发汗解表。可见对太阳伤寒的衄血，应辨证施治。

【原文】

伤寒①不大便六七日，头痛有热者，与承气汤。其小便清者，知不在里，仍在表也，当须发汗；若头痛者必衄，宜桂枝汤②。【56】

【注释】

①伤寒：广义伤寒，泛指外感热病。
②宜桂枝汤：此句应接在"当须发汗"后，属倒装文法。

【解析】

患外感病，不大便六七日，头痛有热，既有可能属于太阳表证，也有可能属于阳明里证，不能依据不大便六七日，就认为是里证，而用承气汤攻下，应当观察全身症状，综合分析。本条以小便清否，作为辨表里证的依据。"其小便清者，知不在里，仍在表也"，小便清者，一般里无燥热，发热为翕翕而热，头痛以头项为甚，并伴有恶风等。虽然六七日无大便，但腹部没有不舒服的表现，那么，病仍在表，治当解表发汗，可以选用桂枝汤；小便黄赤者，里热较盛，若发热为潮热或蒸蒸发热，头痛以前额为甚，腹部有不适之感，应当用承气汤攻其里热、泄热通腑，里热去，头痛即愈。

服用桂枝汤后，有可能出现头痛、衄血的反应，这是在桂枝汤中辛温药物的促进下，郁遏之阳气得以伸张，勃发于外，宣通于上，逐邪出表，同时也有可能因之导致阳络的轻度损伤，因此出现短暂的头痛，甚或有少量的衄血。

本条以小便清否，作为辨表里证的依据，仅是举例而言，并非唯一的标准，临床上应诸证合参。

【原文】

伤寒发汗，解半日许，复烦①，脉浮数者，可更发汗，宜桂枝汤主之。
【57】

【注释】

①烦：联系下文"脉浮数"，当指发热、恶寒等表证。

【解析】

太阳伤寒表证，经发汗后，表邪已解，半天左右，患者又出现烦闷不适，脉象浮数。究其原因，余邪未尽，移时复发，或大病新瘥，重感外邪，正邪交锋，邪郁不解，发生烦闷。病还在表，仍可用桂枝汤解表。

详审病机，烦闷之时，必并见发热、恶寒、头痛、脉浮数诸证，方可使用桂枝汤解表。本证属于发汗后，太阳伤寒症已解，半天左右复现轻微表证，

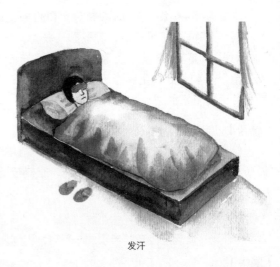

发汗

虽须再发汗，但因已发过汗，腠理已开，再次用药就宜缓不宜峻，还是以桂枝汤解肌祛风、调和营卫、益阴合阳为妥。

【原文】

凡病若发汗、若吐、若下，若亡津液，阴阳自和者，必自愈。【58】

【解析】

"阴阳自和"表示机体功能正常。对此可有两种理解，一是通过治疗，达到阴阳平衡，二是不用药物治疗，靠机体自然恢复的能力。

无论什么病，采用发汗，或用涌吐，或用泻下的方法治疗，而致阴血损伤、津液亏耗者，如果阴阳之气能够渐趋调和的，就可自然痊愈。

汗、吐、下均为祛邪大法，本为有余之病而设，但如果使用不当或用之太过，则损伤人体的气血津液。示人治病应当药证相符，使用得当。如果邪去正衰，则不一定再用药物治疗，可以通过静养休息的方法，发挥人体自身的调节

功能，使人体阴阳达到新的平衡，其病即可自愈。阴阳的相对平衡是人体健康的重要保证，借助药物或其他治疗，也是要达到阴阳调和的目的。因此重视人体的"阴阳自和"意义重大。

【原文】

大下之后，复发汗，小便不利者，亡津液故也。勿治之①，得小便利，必自愈。【59】

【注释】

①勿治之：指不要用淡渗利水的方法治疗"小便不利"。

【解析】

攻下之后发汗，损伤津液，以致小便不利，是损伤了津液的缘故。本条示治病必须审因论治，不可只凭证候。见"小便不利"不要乱投淡渗利水之品，等其津液恢复，小便就可通利，病即自然而愈。

若病邪已去，津液未复，机体确有通过自身调节，恢复津液的可能，亦可用养阴之药治之，不应拘执"必自愈"而消极等待。

【原文】

下之后，复发汗，必振寒①，脉微细。所以然者，以内外俱虚故也。【60】

【注释】

①振寒：震栗恶寒。

【解析】

第59条言攻下后发汗损伤津液，而阳气不伤。本条言攻下后发汗，损伤阳气，而致阴阳两虚。

攻下之后，已经损伤了机体的阳气和阴液，复用发汗，以攻其表，会更伤阳气阴液，导致阴阳俱虚。由于全身阳虚，肌表失于温煦，故震栗恶寒；由于阳气已虚，无力鼓动血脉运行，阴液不足，脉道不能充盈，故脉微细。

本条未出治法方药，综合分析，虽是先下后汗，阴阳俱伤，但从震栗恶寒脉微等表现分析，阳虚更甚。

【原文】

下之后，复发汗，昼日烦躁，不得眠，夜而安静，不呕不渴，无表证，脉沉微，身无大热者，干姜附子汤主之。【61】

干姜附子汤方

干姜—两　**附子**—枚，生用，去皮，切八片

上二味，以水三升，煮取一升，去滓，顿服①。

【注释】

①顿服：药煎成后，一次服完。

【解析】

本条是六经病表里相传的典型范例，即太阳病邪直传少阴。

攻下之后，已经损伤了机体的阳气和阴液，复用发汗，以攻其表，必然会更伤阳气阴液，导致内外俱虚。患者"昼日烦躁，不得眠，夜而安静"说明"烦躁"的性质是"阴躁"，虚阳与阴邪抗争使然。白天自然界阳气偏盛，天人相应，人体阳气尚未能与阴寒相争，故患者表现为白天烦躁不得安宁。夜间阴气偏盛，天人相应，人体阳气虚衰，无力与阴寒相争，故患者夜而安静。但这种安静与烦躁相对而言，实际是萎靡不振，呈似睡非睡状，并非安静如常。

"不呕不渴，无表证"，患者不呕是没有少阳证，不渴是没有阳明证，无表证是没有太阳证，这也否定了烦躁是阳烦的可能。最后再以"脉沉微，身无大热"，进一步论证烦躁为阳衰阴盛。"身无大热"是患者有热，但不是阳明大热，也非太阳、少阳之热，而是阳气虚衰，阴寒内盛，虚阳已无所依附，开始脱离命门，逐渐向上向外浮越，出现里真寒、外假热的证候。这种轻微发热，是虚阳浮越于外，生死已命悬一线，是垂危虚脱之败象。正因为还有身热，表明阳气尚未尽脱，仍有可救之机。在此危殆将至时刻，宜急救回阳，免生他变，用顿服干姜附子汤治之。本方是四逆汤去甘草而成，目的不欲甘草缓其药性，牵制姜、附子单刀直入之势，力图挽救其降脱之阳气，而无暇他顾矣。

【原文】

发汗后，身疼痛，脉沉迟者，桂枝加芍药生姜各一两人参三两新加汤主之。【62】

> **桂枝加芍药生姜各一两人参三两新加汤**
>
> **桂枝**三两，去皮　**芍药**四两　**甘草**二两，炙　**人参**三两　**大枣**十二枚，擘　**生姜**四两

上六味，以水一斗二升，煮取三升，去滓，温服一升。本云，桂枝汤今加芍药生姜人参。

【解析】

太阳表证，经发汗后，一般病情可以缓解而向愈。今患者身体仍疼痛，一种可能为病重药轻，表证未解；或者汗不如法，损伤正气。前者除身疼痛外，仍以太阳表证为主。现却以身疼痛作为主证，显然是发汗太过，损伤营气，致使筋脉失养，全身疼痛。营气不足，脉道失于充盈，故脉沉迟，治以桂枝新加汤。以桂枝汤解表，又加重芍药、生姜的用量，以和营通阳，再加人参补气，以滋生营血，是表里兼顾之法。

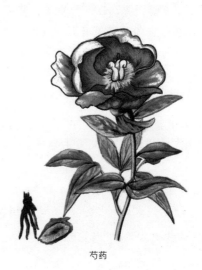

芍药

【原文】

发汗后，不可更行桂枝汤。汗出而喘，无大热者，可与麻黄杏仁甘草石膏汤主之。【63】

> **麻黄杏仁甘草石膏汤方**
>
> **麻黄**四两，去节　**杏仁**五十个，去皮尖　**甘草**二两，炙　**石膏**半斤，碎，绵裹

上四味，以水七升，煮麻黄，减二升，去上沫，内诸药，煮取二升，去滓，温服一升。本云，黄耳杯①。

【注释】

①黄耳杯（bēi）：黄色鼎耳之饮器。耳杯，为古代饮器，亦称羽觞，椭圆形，多为

铜制，故名。

【解析】

太阳病，发汗之后，病情并未好转，并出现汗出而喘，是表证已罢，邪已化热，内传入里。热壅于肺，气逆不得宣降，故见喘息。里热蒸腾，逼迫津液外泄，故见汗出。汗出较多，即使里热很盛，体表的温度也不一定很热。"无大热"，因皮肤之热随汗外泄后，体表的温度略有下降，不像未出汗时那样灼热烫手，但里热壅肺却非常严重。在这种情况下，不可再用桂枝汤，应改用麻黄杏仁甘草石膏汤方，以清热宣肺，降气平喘。

麻黄杏仁甘草石膏汤主要用于肺热之证，麻黄宣肺止咳平喘，无论寒喘、热喘均可应用，关键在于配伍得宜。本方麻黄与石膏同用，并且石膏用量多于麻黄，牵制了麻黄温热之性，趋利避害，清宣肺热，止咳平喘。杏仁宣降肺气，协同麻黄止咳平喘，甘草调和诸药。

【原文】

发汗过多，其人叉手自冒心①，心下悸②，欲得按者，桂枝甘草汤主之。【64】

桂枝甘草汤方

桂枝四两，去皮　**甘草**二两，炙

上二味，以水三升，煮取一升，去滓，顿服。

【注释】

①叉手自冒心：患者双手交叉覆盖于自己的心胸部位。叉手，两手交叉。冒，覆盖。
②心下悸：指心悸。

【解析】

汗为心之液，津液化汗，需得阳气的鼓动，故汗出越多，阳气损伤也越重，这就造成汗出过多，损伤心阳的病理现象。心脏失去阳气的温煦，则虚无所主，故心中悸动不安。里虚欲求外护，故叉手自冒心，以安心悸，是外有所护，则内有所恃。若据临床观察，此类患者亦可见胸满、气短、心前区憋闷不适等证。

本证的病机为心阳虚，治宜桂枝甘草汤。用桂枝不是为了解表，而是取其入心益阳的作用，桂枝与甘草配伍，温而不热，故能益阳而不发汗。二药相合，

辛甘化阳，阳生阴长，化而奉心，心阳得复，心悸自愈。

【原文】

发汗后，其人脐下悸①者，欲作奔豚②，茯苓桂枝甘草大枣汤主之。【65】

茯苓桂枝甘草大枣汤方

茯苓半斤　桂枝四两，去皮　甘草二两，炙　大枣十五枚，擘

上四味，以甘烂水③一斗，先煮茯苓，减二升，内诸药，煮取三升，去滓，温服一升，日三服。

作甘烂水法，取水二斗，置大盆内，以杓扬之，水上有珠子五六千颗相逐，取用之。

【注释】

①脐下悸：脐下有跳动的感觉。

②奔豚：形容气上冲如小猪奔突。

③甘烂水：用杓扬过数遍的水，也称劳水。

【解析】

正常情况下，心阳旺盛，使肾水不上泛，过汗伤阳，心火不能下蛰以暖肾，肾水无以蒸化而停于下，乘上虚而欲上逆，其主证为脐下悸动而如奔豚之将作，治宜温养心阳，化气行水，治用茯苓桂枝甘草大枣汤。

重用茯苓半斤，先煮，取其量大直达下焦以行水。用桂枝甘草汤辛甘发散胃阳，以充实上焦阳气。再用大枣配桂枝甘草，以充实上中焦营气。上中焦营卫充实，心脾阳气恢复，则能下达以温肾水，则阴邪平而悸动止。以甘烂水煎，取其不助水邪。

【原文】

发汗后，腹胀满者，厚朴生姜甘草半夏人参汤主之。【66】

厚朴生姜半夏甘草人参汤方

厚朴半斤，炙，去皮　生姜半斤，切　半夏半升，洗　甘草二两　人参一两

上五味，以水一斗，煮取三升，去滓，温服一升，日三服。

【解析】

脾气素虚，一经发汗，则致阳气外泄，脾虚更显，湿邪内阻，气滞于中，故腹满。治宜健脾除湿，宽中消满，用厚朴生姜半夏甘草人参汤。从组方用药来看，方中消滞之厚朴、生姜、半夏的用量远大于健脾补气的人参、甘草的用量，故此方剂以行气消满为重点，用于实多虚少之腹胀者。若虚多实少者，当慎用此方。

腹胀满一证有虚实寒热之异，可因失治或误治而产生。本条所论病症以腹胀满一证最为主要，其特征为腹满时减，减

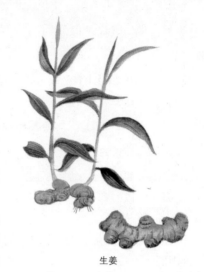

生姜

而不显，少时复作，喜温而不喜按，在病机上以脾虚失运为本，湿阻气滞为标，虚实夹杂。治宜攻补兼施，用厚朴生姜半夏甘草人参汤。

【原文】

伤寒若吐若下后，心下逆满①，气上充胸②，起则头眩。脉沉紧，发汗则动经，身为振振摇者，茯苓桂枝白术甘草汤主之。【67】

茯苓桂枝白术甘草汤方

茯苓四两　桂枝三两，去皮　白术　甘草各二两，炙

上四味，以水六升，煮取三升，去滓，分温三服。

【注释】

①心下逆满：指胃脘部因气上逆而感觉胀满。
②气上冲胸：即上逆之气有向胸膈顶冲的感觉。

【解析】

病在太阳当发汗，反用吐下，损伤脾胃之阳。中阳受损，水饮困积中焦则有心下满，气化上行不能顺畅，人体就会有心下逆的感觉。水湿不能顺畅气化上行，到胸部就阻塞住了，就会有气上冲胸之感。头为诸阳之会，水饮阻滞于中焦，浊阴上逆，起坐站立更助冲逆之势，清阳更难达于头部，故觉头晕目眩。脉沉紧，说明邪气在里而不在表，是寒饮停于内的征兆。由于脾阳不振，水饮

停蓄是本证的关键，故治当温阳健脾，化饮利水，方用茯苓桂枝白术甘草汤。本方是桂枝甘草汤加味，用桂枝甘草辛甘化阳，充实胸中阳气。水气逆乱，用茯苓健脾利水，白术健脾化湿，与桂枝同用，能够温阳健脾，利水消饮。

由于本证是中阳虚弱，故不能使用发汗的方法治疗，否则过汗伤阳，经脉失于温煦，肢体就会出现震颤动摇，甚则不能自主。

【原文】

发汗，病不解；反恶寒者，虚故也，芍药甘草附子汤主之。【68】

芍药甘草附子汤方

芍药　甘草各三两，炙　附子一枚，炮，去皮，破八片

上三味，以水五升，煮取一升五合，去滓，分温三服。疑非仲景方。

【解析】

本条讲述汗后阴阳两虚的证治。

太阳病汗后恶寒，当与表证的恶寒进行鉴别。若太阳表证未发生传变，恶寒必伴有发热、头痛、脉浮等证；若汗后伤阳而致阳虚之恶寒，脉见沉微，发热消失，可知恶寒并非表不解，而是表证虽解，但正虚更甚，"反恶寒者，虚故也"就是对正虚病机变化的概括。

本条论证简单，以方测证，可知此处的"虚"是指汗后伤阴伤阳，导致阴阳两虚。阳虚不能温煦肌表，故恶寒反剧。表证已去而转为里虚，阳气衰弱则鼓动脉搏无力，阴液不足则脉道失于充盈。阴阳两虚，故脉不应浮而当见沉迟细弱之象。治以芍药甘草附子汤，芍药与甘草配伍，酸甘合化以养营阴，甘草与附子配伍，辛甘合化以扶阳气，以此复阳益阴。

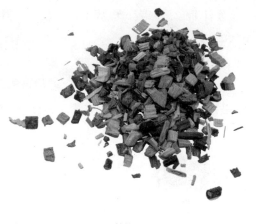

桂枝

【原文】

发汗若下之，病仍不解，烦躁者，茯苓四逆汤主之。【69】

茯苓四逆汤方

茯苓四两　人参一两　附子一枚，生用，去皮，破八片　甘草二两，炙　干姜一两半

上五味，以水五升，煮取三升，去滓，温服七合，日二服。

【解析】

烦躁是本条的主证。若患者本有正虚，复感新邪，当表里兼顾，谨慎用药。如仅以太阳病论治，则汗不得法而伤阴伤阳。又误用攻下法，造成阴阳两伤更甚。"病仍不解"，非指太阳病表证未解，而是指病情有新的变化。太阳与少阴为表里，误治太阳，极易损伤少阴。少阴之阴阳两伤，水火失济，故见烦躁不宁。证以少阴阳虚为主，还可见恶寒、下利、厥逆、舌质淡、苔白滑，脉微细等，治当扶阳兼以救阴，用茯苓四逆汤。

本方由茯苓、人参、干姜、附子、炙甘草组成，干姜、附子回阳救逆，茯苓、人参益气生津，安精神，定魂魄，止惊悸；干姜、附子与人参配伍，回阳中有益阴之效，益阴中有助阳之功，炙甘草益气和中，且能调和诸药。

【原文】

发汗后，恶寒者，虚故也；不恶寒，但热者，实①也，当和胃气，与调胃承气汤。【70】

调胃承气汤

芒硝半升　甘草二两，炙　大黄四两，去皮，清酒洗

大黄四两
攻积泻热

芒硝半升
软坚润燥

炙甘草二两
调和药性

上三味，以水三升，煮取一升，去滓，内芒硝，更煮两沸，顿服。

【注释】

①实：指阳明之实，可见腹胀、大便干结等证。

【解析】

发汗本为太阳表证的正治法，但若汗不如法，可以伤阳，亦可伤阴，其变证因体质的差异而有所不同。本条以举例而言，误汗后，病可有转虚或转实的两种转归。如阳虚之体，汗后转虚，传入少阴，病从寒化而转为虚寒证，其证见恶寒，治疗当以扶阳为主；若阳盛之体，汗后易化燥成实，传入阳明，当见不恶寒，反恶热，谵语，不大便等证，可与调胃承气汤泻热和胃。临证辨别疾病的转归，辨别病性的阴阳，必须以客观脉证为依据。

调胃承气汤服法有两种，一是第29条"少少温服之"，针对阳复太过致胃热谵语者，取其泻热，少少服之恐虚其阳；二是本条"顿服"，针对外邪内传成实者，取其泻实，顿服为集中药力尽快祛邪。

【原文】

太阳病，发汗后，大汗出，胃中干，烦躁不得眠，欲得饮水者，少少与饮之，令胃气和则愈，若脉浮，小便不利，微热消渴①者，与五苓散主之。【71】

五苓散方

猪苓十八铢，去皮　　**泽泻**一两六铢　　**白术**十八铢　　**茯苓**十八铢　　**桂枝**半两，去皮

上五味，捣为散，以白饮和服方寸匕②，日三服，多饮暖水，汗出愈。如法将息。

【注释】

①消渴：口渴之甚，饮不解渴的症状。
②白饮：米汤。方寸匕：古代量取药末的器皿。其形如刀匕，容量为一寸正方，量药时以满而不溢出（滚下）为度。

【解析】

五苓散证也称"蓄水证"，为风寒邪气随太阳经，入膀胱之腑，与水互结，气化失司使然。本条以对比的方式，论述太阳蓄水证与大汗后胃中津液不足证的证治。同为汗后口渴、小便短少，却有津液不足与水蓄两种的不同病机。临

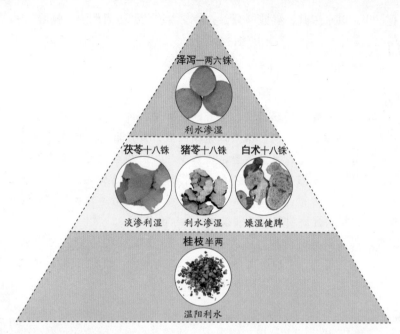

证需审证求因，随证施治。

太阳病发汗后，外邪虽解，但因汗出过多，损伤津液，致使胃中津液亏乏。津亏则气躁，阴虚则阳盛，阳盛气躁，则心神不宁而烦躁不得眠。胃中阴液不足，而欲饮水自救，因为病势不重，可采用饮食调理的方法。当患者想喝水时，给其少量饮水，胃燥得润，可不药而愈。但因患者胃气尚弱，饮不可过多，过多饮水易造成停水之患。

太阳病发汗后，外邪未解，且太阳之邪循经入腑，影响膀胱的气化功能，使邪与水结于下焦，也可形成太阳蓄水证。由于表邪未解，见脉浮，身微热，恶寒等证；由于水蓄下焦，膀胱气化不利，津液不能如常输布，水停于下而津泛于上，证见小便不利，口渴而欲饮水。治宜化气行水，兼以解表，用五苓散。

方中猪苓、茯苓淡渗利水，泽泻直入膀胱，利水渗湿泻热，透达三焦蓄热停水，利水之力颇强，白术健脾而运化水湿，桂枝辛温通阳，化气行水，又可外散表邪。五药相合，可通阳化气，利水解表。服药后"白饮和服"，乃有桂枝汤啜粥之意，"多饮暖水"以行药力，助汗以行津，使水津四布，上滋心肺，外达皮毛，故曰"汗出愈"。

【原文】

发汗已，脉浮数，烦渴者，五苓散主之。【72】

【解析】

本条承第71条而来，汗后表未解，水饮内蓄之证。第71条言脉浮，本条脉浮数，都揭示表邪未解；第71条为消渴，本条为烦渴，都揭示水蓄下焦，津液不能上承，本条仍当与发热恶寒，小便不利等证并现。两者病机基本相同，故都用五苓散利水解表。

【原文】

伤寒汗出而渴者，五苓散主之。不渴者，茯苓甘草汤主之。【73】

茯苓甘草汤方

茯苓二两　桂枝二两，去皮　甘草一两，炙　生姜三两，切

上四味，以水四升，煮取二升，去滓，分温三服。

【解析】

伤寒汗出之后，口渴的患者，用五苓散；不口渴的患者，用茯苓甘草汤。

同是伤寒汗出之后，以口渴与否为审证要点。五苓散证为水蓄膀胱，除口渴外，还有小便不利等证；茯苓甘草汤证为水停中焦，当与第356条"伤寒厥而心下悸者，宜先治水，当服茯苓甘草汤"合参。可知，茯苓甘草汤证除了口渴外，应见心下悸而小便利。

茯苓甘草汤由茯苓、桂枝、生姜、甘草四味药组成。方中重用生姜温胃散水，茯苓渗湿利水，桂枝温阳化气利水，甘草益气和中，和为温胃散饮、化气利水之剂。

【原文】

中风发热，六七日不解而烦，有表里证，渴欲饮水，水入则吐者，名曰水逆①，五苓散主之。【74】

【注释】

①水逆：因里有蓄水，以致饮水不能受纳，饮入即吐。

【解析】

太阳中风，发热、恶寒，持续六七日表证未解，并增加心烦。邪气随经入里，扰乱气机，三焦水道不通，膀胱蓄水，经腑俱病。故太阳表证与蓄水证同时存在，表里同病。阴水蓄于下，气化不利，津液不能如常输布，口中乏津，

渴欲饮水。因胃失和降，所饮之水，不得受纳，则逆而上行，故水入则吐，口渴不解，吐后再饮，再饮再吐，即为水逆。与前两条相比，虽表现不同，但病机一致，此属蓄水重症，治疗上仍需化气行水，兼以解表，故仍用五苓散。

【原文】

未持脉时，患者手叉自冒心，师因教试令咳而不咳者，此必两耳聋无闻也。所以然者，以重发汗，虚故如此。发汗后，饮水多，必喘，以水灌①之，亦喘。【75】

【注释】

①灌：洗，指以水洗浴。

【解析】

临诊见到患者用手捂着心脏之处，是因为里虚心慌，跳动不安，患者当有心悸。实者拒按，虚者喜按。此心悸由正虚所致，因里气不足而求助于外，故患者双手交叉，护于心脏之处，如此可使悸动稍有减轻，这是虚证心悸的主要特征之一。发汗过多，既可损伤心液，又能损伤心阳。心肾同为少阴，互相影响，故心虚亦可能下累及肾，引起肾阳不足。肾开窍于耳，故肾阳虚的人可见耳聋。医者令患者咳嗽，是测试耳聋，患者充耳不闻而不咳，证明听力丧失。究其原因，心悸、耳聋皆由重发汗损伤心肾阳气所致，提示虚人不可过汗。汗为阳气蒸化津液而成，发汗过多会导致伤阴伤阳。津液受伤必然感到口渴，欲饮水自救者，应当少少与之，令胃气和则愈。若饮水过多，则易导致水饮停聚为患，因汗后阳虚，无力行水。水饮上逆于肺，而致喘。汗后肌腠空虚，必须善为调摄，若贸然洗浴，水寒之气易使毛窍闭塞，导致肺气不宣，因而致喘。

汗后致喘的两种原因，说明形寒饮冷可以伤肺。在疾病的治疗过程中，注意病后调摄尤为重要。

【原文】

发汗后，水药不得入口为逆，若更发汗，必吐下不止。发汗吐下后，虚烦①不得眠，若剧者，必反复颠倒，心中懊侬②，栀子豉汤主之。若少气者，栀子甘草豉汤主之。若呕者，栀子生姜豉汤主之。【76】

栀子豉汤方

栀子十四个，擘　**香豉**四合，绵裹上二味，以水四升，先煮栀子，得二升半，内豉，煮取一升半，去滓，分为二服，温进一服。得吐者，止后服[3]。

栀子甘草豉汤方

栀子十四个，擘　**甘草**二两，炙　**香豉**四合，绵裹

上三味，以水四升，先煮栀子、甘草，取二升半，内豉，煮取一升半，去滓，分二服，温进一服，得吐者，止后服。

栀子生姜豉汤方

栀子十四个，擘　**生姜**五两　**香豉**四合，绵裹

上三味，以水四升，先煮栀子、生姜，取二升半，内豉，煮取一升半，去滓，分二服，温进一服，得吐者，止后服。

【注释】

①虚烦：因无形之热所致之烦。虚，非有形之实邪结滞，是相对的概念。
②懊憹（náo）：心中烦乱郁闷，莫可名状。
③得吐者，止后服：服药后若有呕吐，为药不对症的副作用，当停止服药。不能理解为吐后病愈停药的意思。

【解析】

发汗后，水药入口即吐，是发汗不当，使胃气受损所致。胃气弱，不能化饮，水药入口，停聚于胃，引动气逆，故而呕吐。胃气不降见呕，饮渍于肠则利。若再发汗，则胃阳更弱，水饮内停进一步加重，从而吐下不止。

发汗吐下后，表邪内陷，若与有形之物，如宿食、痰水等相互搏结而烦者，是为实烦，但此虽热邪内陷，却并未与有形之物相结，只

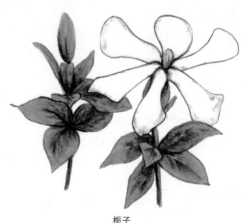

栀子

是无形之热扰动胸膈，火郁而不伸作烦，故称为"虚烦"。轻者心烦不得眠，重者"必反复颠倒，心中懊憹"。火郁当清之、发之，故用栀子豉汤清宣郁热，以除其烦。

　　栀子豉汤有栀子、豆豉组成。栀子清热除烦，豆豉宣表解热。使用本方，需先煮栀子，后纳入豆豉，才能发挥其清宣郁热的治疗效果。若兼见患者自觉气息不足，是吐下后伤及正气，应加入甘草以益气和中，即栀子甘草豉汤治之。若见呕吐，是胃气不和而上逆，当加入生姜以和胃降逆止呕，即栀子生姜豉汤治之。

【原文】

　　发汗若下之而烦热，胸中窒①者，栀子豉汤主之。【77】

【注释】

①胸中窒：胸中憋闷。

【解析】

　　发汗、攻下后可出现心烦而身热、胸中有堵塞憋闷之感的症状。"胸中窒"比第76条"心中懊憹"在程度上更甚。热郁胸膈，导致气机不畅，故胸中有窒息不快的感觉。本条虽然与第76条病症有异，但病机一致，所以仍用栀子豉汤宣解郁热而宣通气机。

【原文】

　　伤寒①五六日，大下之后，身热不去，心中结痛②者，未欲解也，栀子豉汤主之。【78】

【注释】

①伤寒：狭义伤寒，即太阳病表实证。
②心中结痛：热郁而胸痛。心中，说明病变的部位在胸膈。

【解析】

　　伤寒五六日，大下之后，身热不去，是表邪入里化热，热郁胸膈，气血阻滞，引起胸中结痛等证。身热不去说明邪气留于表。此证由气及血，较之第77条"烦热，胸中窒"，其病更深一层。但是从病机上看，胸膈郁热仍为基本病机，故仍用栀子豉汤清宣郁热。郁热宣散则气机畅达，进而血脉流利，其痛自除。

【原文】

　　伤寒下后，心烦、腹满、卧起不安者，栀子厚朴汤主之。【79】

栀子厚朴汤方

栀子十四个，擘　厚朴四两，炙，去皮　枳实四枚，水浸，炙令黄

上三味，以水三升半，煮取一升半，去滓，分二服。温进一服，得吐者，止后服。

【解析】

伤寒攻下后，余热未尽，邪热留扰胸膈，故心烦。热壅气滞于腹，故腹满。胸腹气机壅滞，则卧起不安。病机为热扰胸膈，腑气壅滞，治以栀子厚朴汤，清热除烦，宽中除满。本证心烦，腹满非有形实邪阻滞，虽为腹满，但多按之濡软不痛，此与有形实邪阻滞所致的腹满硬痛而拒按情形不同。

本方为栀子豉汤取豆豉加厚朴、枳实而成，方中栀子清解郁热，厚朴宽中行气，枳实破结消痞。因病变已波及脘腹，非栀子豉汤证局限于胸膈，故不用豆豉之宣透，而加入厚朴、枳实，以行气除满。

【原文】

伤寒，医以丸药①大下之，身热不去，微烦者，栀子干姜汤主之。【80】

栀子干姜汤方

栀子十四个，擘　干姜二两

上二味，以水三升半，煮取一升半，去滓，分二服。温进一服，得吐者，止后服。

【注释】

①丸药：指当时流行的具有泻下作用的成药，一般用巴豆、甘遂等峻下药物组成，泻大便作用较强。

【解析】

伤寒误用丸药大下，自然津液大伤，脾胃损伤，致中焦虚寒。同时下后外邪趁机内陷，留扰胸膈，形成上焦有热与中焦有寒之证。上焦热郁则身热不去，虚烦。中焦有寒之证虽未言明，但可从大下之后，脾胃受损，方用干姜以温中散寒来反推，本证或有食少便溏，腹满腹痛等证。

本证上热中寒，治宜栀子干姜汤，以清上热，温中寒。方中栀子清上焦热邪以除心烦，干姜温中散寒以止下利，寒温并用，相反相成。

脾胃虚弱、感受外邪，热扰胸膈者，亦可用本方治疗。

【原文】

凡用栀子汤，患者旧微溏①者，不可与服之。【81】

【注释】

①旧微溏：平素大便略微溏薄。

【解析】

本条讲述栀子汤的使用禁忌。

栀子为苦寒之品，极易伤阳。若脾胃阳虚，有宿疾大便溏泻者，即使有火邪郁于胸膈的虚烦证，也应慎用或不用栀子诸汤。

若一定要用栀子，应当减少用量，或者严格配伍，如栀子干姜汤寒热并用，酌加温补脾肾的药物。

【原文】

太阳病发汗，汗出不解，其人仍发热，心下悸，头眩，身𥆧动，振振欲擗地①者，真武汤主之。【82】

真武汤

茯苓　芍药　生姜各三两，切　白术二两　附子一枚，炮，去皮，破八片

上五味，以水八升，煮取三升，去滓，温服七合，日三服。

【注释】

①振振欲擗（bò）地：身体震颤，站立不稳，像是要扑倒于地上。

【解析】

发汗后病不解，仍发热，且出现了心下悸，头眩等证。"心下悸"是水饮在中焦。"身𥆧动"，肌肉跳动，是湿气在肌肉里游走。"振振"是身上颤动，有湿气且身上津液亏少，湿多血少。患者表现为站立不稳，要倒下去的感觉。此为湿气在全身游走，津液大虚之证，治用真武汤温阳利水。方中以茯苓和白术去中焦水饮，炮附子温全身之阳并救津液，生姜健胃兼发表。合而用之，既救津液又祛肌肉之湿。

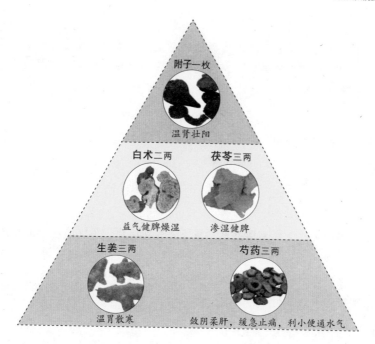

【原文】

　　咽喉干燥者，不可发汗。【83】

【解析】

　　咽喉是三阴经脉循行之处，有赖阴津的滋养。咽喉干燥提示阴虚津少，不能上承。平素咽喉干燥者，若患风寒表证，不可使用辛温发汗之品，如麻黄汤。因阴津亏损，则汗源不足，强发其汗，不但表证不解，而致阴液更伤。如必欲发汗解表，则以滋阴解表为妥。

　　从本条开始至第89条，讨论发汗禁忌，被称为"麻黄七禁"。这些病证都是表里同病，7条禁例皆为举例而言，不能局限于此，凡表里同病之人，应慎用发汗，尤其是峻汗。

【原文】

　　淋家①不可发汗，发汗必便血②。【84】

【注释】

①淋家：久患小便淋沥与尿道疼痛的患者。
②便血：此处指小便出血。

【解析】

素患淋证之人，大多肾阴亏虚而膀胱蓄热。下焦蓄热而患外感者，忌以辛温发汗。汗法，尤其是辛温发汗，既助热又伤阴，所以如果强发其汗，必然肾阴更虚，膀胱之热愈炽。邪热灼伤血络，就会发生尿血之变证。

【原文】

疮家①虽身疼痛，不可发汗，发汗则痓。【85】

【注释】

①疮家：久患疮疡的患者。借疮家代指气血两虚的患者。

【解析】

久患疮疡的人，疮口长期出血，易导致气血两虚，不宜使用辛温发汗之法。因病痛偏于一处，而气血不足，亦有遍身疼痛者。虽复感受外邪而身体疼痛，也不可径用辛温发汗，汗之则津液外越，气血更加亏虚，筋脉失于濡养，就会发生强直拘急，甚则抽搐等证。

【原文】

衄家①不可发汗，汗出必额上陷②，脉急紧，直视不能眴③，不得眠。【86】

【注释】

①衄家：经常鼻出血或牙龈出血的患者。
②额上陷：额部两旁凹陷处的动脉，相当于太阳穴。
③眴（shùn）：指眼球转动。

【解析】

经常鼻出血或牙龈出血的患者，由于频繁出血，阴血必定亏虚，虽有外感证，亦不可用辛温发汗。血汗同源，若强发其汗则更伤阴血。血虚，筋失所养则拘紧，太阳穴拘急不舒；阴虚风动，目失缺血液的濡养，则呆滞直视，转动不灵活；阴虚火旺，内扰心神，则不得眠。

本条"衄家不可发汗"与第46条"衄乃解"不同，彼为腠理郁闭，阳郁太过，损伤脉络，表邪不解当用汗法。而本条为阴血不足，或阴虚火旺，复感新邪，不可用汗法。

【原文】

亡血家①，不可发汗，发汗则寒栗而振。【87】

【注释】

①亡血家：经常反复出血的患者。

【解析】

经常反复出血的患者，气血大亏，即使患有外感表证，治疗亦不可用发汗之法，须顾及正气，血汗同源故也。如误用汗法，致阴血更伤，阳气亦必更伤。阴血伤则无以营养筋脉，阳气伤则无以卫外固表，因而发生震栗的变证。

【原文】

汗家①重发汗，必恍惚心乱②，小便已阴疼③，与禹余粮丸④。阙。【88】

【注释】

①汗家：平素出汗多的患者。

②恍惚心乱：神志昏惑模糊，心中慌乱不安。

③小便已阴疼：小便后尿道有涩痛之感。

④禹余粮丸：本方已佚。

【解析】

平素出汗多的患者，阳气已虚，卫外不固，阴血亦伤，因而阴阳俱虚，复患外感表证，强发其汗，则阴阳更伤。心神失养，则会发生神思恍惚，心中慌乱无主；津液亏乏，尿道失滋，则小便已阴疼。

本条不仅有误汗变证，而且载有救误的方剂，不过禹余粮丸原方已佚。但从主药禹余粮推断，本方具有敛阴止汗，重镇安神之效。

【原文】

患者有寒①，复发汗，胃中冷，必吐蚘②。【89】

【注释】

①患者有寒：指脾胃有寒。

②蚘：蛔虫。

【解析】

脾胃虚寒，虽有表证，不可妄汗，治法当温中为主，兼解表邪。轻率使用汗法，必损伤脾胃之阳，阳虚阴盛，必然导致"胃中冷"更甚，若胃寒气逆，则见呕吐。古代卫生条件差，常有肠道寄生虫病，蛔虫易见，因脏寒而扰动，可能导致吐蛔。

【原文】

本发汗而复下之，此为逆也；若先发汗，治不为逆。本先下之，而反汗之为逆；若先下之，治不为逆。【90】

【解析】

表证当用汗法，使邪从汗解。若表里同病，则应按照表里证的轻重缓急治疗，决定先治表后治里，或先治里后治表，或表里同治。"本发汗"指病有表里证存在，本当发汗，若汗后不解，可再发其汗。"复下之"，指表邪不解而改用下法，这是误治。"本先下之"，是指表里同病，里病已急，当先用下法。若"反汗之"，亦是误治。仲景在此反复告诫医者，一定要掌握好汗下先后的顺序，否则将出现诸多变证。一般情况下，外感病多是由表入里，里证多由表邪内传所致，这是六经疾病发生发展的一般规律。此种表里同病，应先解表，后治里，为常法。但也有变法，本条后半段就是里证危急时，表证虽未解，应先治里。而且由于表证已轻，往往里和之后，表邪即能自解。

当表里同病，表证、里证相互影响、相互牵扯时，多采用表里同治的权衡之法，具体应用时可根据表证、里证的孰轻孰重或偏重于表，或偏重于里，治里之法是温中、补虚，还是清热、攻下，均须视情况而定。

【原文】

伤寒医下之，续得下利清谷[①]不止，身疼痛者，急当救里；后身疼痛，清便自调[②]者，急当救表。救里宜四逆汤；救表宜桂枝汤。【91】

【注释】

①清谷：指泻下不消化的食物。
②清便自调：大便恢复正常。

【解析】

表里同病，里虚为甚时，宜先里后表，太阳伤寒，误用下法，导致表邪内陷。如果患者平素肾阳不足，外邪内陷，易形成少阴阳虚、阴寒内盛之变证。证见下利不止，夹杂不消化的食物。在此种状态下，即使表邪未尽，仍有身体疼痛等表证，也不可按常法先解表后治里，应速用四逆汤急救回阳，否则便有阳亡阴脱之变。若服四逆汤后，脾肾之阳恢复，腹泻停止，而身体疼痛表证仍在者，可转方用桂枝汤解肌祛风，调和营卫。

救里宜急，是因为误治，里气大虚，如不立即止利，阳气阴液将进一步耗竭。此时虽有表证，亦不可强行解表，发汗则阳亡。里阳初复之后，如不及时解表，恐邪气再次内陷。此时解表不可使用麻黄汤峻汗，因为此时正气尚且虚弱，宜用桂枝汤调和营卫，解肌祛风。

【原文】

病发热，头痛，脉反沉，若不差，身体疼痛，当救其里，宜四逆汤。【92】

四逆汤

甘草二两，炙　干姜一两半　附子一枚，生用，去皮，破八片

上三味，以水三升，煮取一升二合，去滓，分温再服。强人可大附子一枚，干姜三两。

【解析】

"病发热，头痛"属表证，若是典型的太阳病，其脉当浮；而本证脉反沉，不当沉而沉故曰"反"。若头痛，发热，脉沉持续存在，且"若不差，身体疼痛"，强调身体疼痛的症状始终存在，且更加突出，则是表证未解而里证虚寒殊甚，治当急温其里，宜四逆汤。

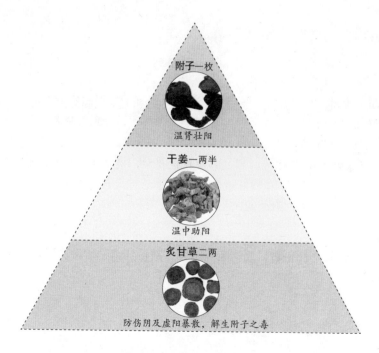

附子一枚
温肾壮阳

干姜一两半
温中助阳

炙甘草二两
防伤阴及虚阳暴散，解生附子之毒

【原文】

太阳病，先下之而不愈，因复发汗，以此表里俱虚，其人因致冒①，冒家汗出自愈。所以然者，汗出表和故也。得里未和，然后复下之。【93】

【注释】

①冒：形容头目像被蒙盖住一样，蒙蔽不清。

【解析】

太阳病，误用下法，不但疾病不愈，还会损伤正气。此时再次用汗法，是发虚人之汗，正气更伤。先下后汗，以致"表里俱虚"，正虚邪恋，症状为头晕目眩，如有物蒙罩之状。

冒是正气祛邪，清阳之气不能上升，也是欲汗的先兆。当汗出表和，清阳能上升则冒就能缓解。表解之后，如果还存在里实的证候，仍可用攻下法，以疏通里实。由于前面已经用过下法，正气已伤，故宜用调胃承气汤微和胃气。

【原文】

太阳病未解，脉阴阳俱停①，必先振栗②，汗出而解。但阳脉微者，先汗出而解；但阴脉微者，下之而解。若欲下之，宜调胃承气汤主之。【94】

【注释】

①脉阴阳俱停：寸、关、尺三部脉搏都隐伏不现。
②振栗：寒战，恶寒。

【解析】

太阳病未解，应见浮脉，今却寸、关、尺三部脉搏都隐伏不现，阴阳平和，可知阳气欲驱邪外出，已虚正气与邪相争，先恶寒，待正气伸展而见发热，继之汗出，邪随汗解。

"但阳脉微者"，阳主表，即寸部脉微微搏动，提示病邪在表，正气抗邪外出，故"先汗出而解"。"但阴脉微者"，阴主里，即尺部脉微微搏动，提示病邪在里，正气驱邪于下，需用下法而解，宜调胃承气汤和其胃气。

【原文】

太阳病，发热汗出者，此为荣弱卫强，故使汗出，欲救邪风①者，宜桂枝汤。【95】

【注释】

①欲救邪风：如果想要解除风邪。救，治疗，祛除。

【解析】

本条为太阳中风证病机的补述。所言"荣弱卫强"与第12条"阳浮而阴弱。阳浮者，热自发，阴弱者，汗自出"的含义基本一致。

【原文】

伤寒五六日，中风，往来寒热^①，胸胁苦满，默默^②不欲饮食，心烦喜呕^③，或胸中烦而不呕，或渴，或腹中痛，或胁下痞硬，或心下悸，小便不利，或不渴，身有微热。或咳者，与小柴胡汤主之。【96】

小柴胡汤

柴胡半斤　**黄芩**三两　**人参**三两　**半夏**半升，洗　**甘草**炙　**生姜**各三两，切　**大枣**十二枚，擘

上七味，以水一斗二升，煮取六升，去滓，再煎取三升，温服一升，日三服。若胸中烦而不呕者，去半夏、人参，加栝楼实一枚。若渴者，去半夏，加人参合前成四两半，栝楼根四两。若腹中痛者，去黄芩，加芍药三两。若胁下痞硬，去大枣，加牡蛎四两。若心下悸，小便不利者，去黄芩，加茯苓四两。若不渴，外有微热者，去人参，加桂枝三两，温覆微汗愈。若咳者，去人参、大枣、生姜，加五味子半升、干姜二两。

【注释】

①往来寒热：恶寒与发热交替而作。
②默默：表情淡漠，静默不言。
③喜呕：经常作呕。喜，作"经常"讲。

【解析】

本条讲述太阳病转化成少阳病的证治。

太阳伤寒五六日，或太阳中风五六日，都有可能化热入里。若由恶寒发热转化为往来寒热，则是病邪脱离太阳而进入少阳。"往来寒热"是少阳病的特征，恶寒后发热，发热后再恶寒，一来一往，交替发作。与太阳表证的恶寒与发热并现不同，也有别于阳明病的发热、不恶寒。少阳居表里之间，邪入少阳，正邪相争，邪胜于正时，由阳入阴，则表现为恶寒；正胜于邪，使邪气由阴出于阳，则表现为发热。

少阳经属胆络肝，循行于胸胁部位。少阳受邪，经气郁滞，所以"胸胁苦

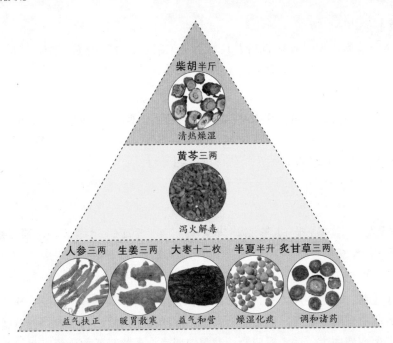

柴胡半斤
清热燥湿

黄芩三两
泻火解毒

人参三两　生姜三两　大枣十二枚　半夏半升　炙甘草三两
益气扶正　暖胃散寒　益气和营　燥湿化痰　调和诸药

满"。由经及腑，肝胆疏泄不利，会使患者情志失常，内心烦郁表情淡漠，静默寡言，并且会影响脾胃运化功能，导致食欲缺乏，甚至胃气上逆而呕。

　　邪居半表半里，既非太阳之汗法，又非阳明之下法，只能以小柴胡汤和解。小柴胡汤是治疗邪入少阳的主方，针对少阳为病，枢机不运，疏泄失调，升降失常，三焦失通之病机而设。方由苦寒、辛温、甘味三类药物组成，集寒热补泄于一方，既能解郁、清热，又能扶助正气，是《伤寒论》创制的和解剂的代表方。

　　本条后半部分，自"胸中烦而不呕"以下，都是或然证。若胸中烦而不呕，是热聚胸膈，胃气尚未受其影响，去半夏、人参，是恐其补益而助邪，加栝楼实以除热荡实，化痰散结。若渴者，是木火内郁，胃燥伤津，去半夏之辛燥，加人参（合前共四两半），栝楼根以清热生津。若腹中痛，是肝胆之气横逆犯脾，脾络不和，去苦寒之黄芩，加芍药与方中甘草相合，以泻木和脾而缓急止痛。若胁下痞硬，是少阳邪气郁滞太甚，邪结于胁下，去壅补之大枣，加牡蛎以软坚散结。若心下悸，小便不利，是胆失疏泄，进而影响三焦的功能，水饮停聚，去寒性碍气之黄芩，加茯苓以淡渗利水而宁心。若不渴，身有微热，是太阳表邪未尽，无里热津伤之象，去壅补之人参，以免留邪，加桂枝以微汗解表。若咳，是肺寒气逆，去人参、大枣之壅补，生姜换成干姜以温肺化饮止咳，加五味子以敛肺降逆止咳。

【原文】

血弱气尽①，腠理开，邪气因入，与正气相搏，结于胁下，正邪分争，往来寒热，休作有时，默默不欲饮食。脏腑相连，其痛必下，邪高痛下②，故使呕也。小柴胡汤主之。服柴胡汤已，渴者，属阳明也，以法治之。【97】

【注释】

①血弱气尽：气血不足。
②邪高痛下：指肝木乘脾则腹痛，胆热犯胃则呕逆。胆的部位相对较高，胆经受邪，故曰"邪高"，腹痛的部位相对较低，故曰"痛下"。

【解析】

"血弱气尽，腠理开"，是言患者气血虚弱，卫阳不固，腠理疏松，外邪得以乘虚而入，于正气相搏结于胁下。胁下为少阳经循行部位，少阳受邪，正邪相争，休作有时，故"往来寒热"，脏腑相连，邪高痛下，故证见不欲食，腹痛，呕。

病在少阳，用小柴胡汤和解祛邪而病愈；若服后反见口渴甚者，其人胃阳素旺，邪气深入，化燥伤津，邪入阳明，病已传变，当审证查因，对症治疗。若见热证，以清法治之，若见实证，以下法治之。

【原文】

得病六七日，脉迟浮弱，恶风寒，手足温，医二三下之，不能食，而胁下满痛，面目及身黄，颈项强，小便难者，与柴胡汤，后必下重①；本渴，而饮水呕者，柴胡汤不中与也。食谷者哕②。【98】

【注释】

①下重：大便时肛门部重坠。
②哕：呃逆。

【解析】

本条为小柴胡汤禁例。

得病六七日，脉浮弱，恶风寒，自是桂枝汤证，然桂枝汤证脉不迟，今兼脉迟，且手足温，据第187条"伤寒脉浮而缓，手足自温者，是为系在太阴"推断，当系太阳中风兼太阴虚寒，治应温中解表，方宜桂枝人参汤。医者屡用攻下法，致中气大伤，土虚湿阻，进一步影响胆汁的疏泄。脾胃虚弱，受纳、运化失司，故不能食。湿邪内阻，肝胆气机不畅，故胁下满痛。木郁不达，胆汁不循常道，溢于脉外，则面目及身黄，因小便不利，湿热不得下泄使然。颈项强亦是湿邪之故。其中胁下满痛，不能食及面目身黄等胆经病症，与小柴胡汤证相似，但因其为脾虚寒湿之证，而非胆热脾寒证，所以不宜与小柴胡汤。若强与小柴胡汤，因方中有苦寒伤气的柴胡、黄芩，服之则伤脾胃，使中焦阳气虚弱更甚。阳气下陷而大便时肛门部重坠。

"本渴，而饮水呕者"，是饮邪内停，气不化津，津不上承的水逆证，治宜五苓散。误用小柴胡汤，进一步损伤中阳，以致胃气虚冷，食后引动胃气上逆而哕。

【原文】

伤寒四五日，身热恶风，颈项强，胁下满，手足温而渴者，小柴胡汤主之。【99】

【解析】

伤寒四五日，正是病邪向里传变之期。虽有"身热恶风，颈项强"之表证，但比重不大；胁下满为邪入少阳，枢机不利；手足温而渴为阳明热盛达于四末，损伤津液所致。三阳证现，邪气由表入里，表邪已微，里热未盛，邪郁少阳，治从少阳，当用小柴胡汤和解。使枢机运转，上下宣通，内外畅达，则三阳之邪，均可得解。但在运用小柴胡汤时，应根据表里轻重，审证详细，参照少阳病或然证之治法，适当加减，灵活运用。

【原文】

伤寒，阳脉涩①，阴脉弦②，法当腹中急痛者，先与小建中汤；不差者，与小柴胡汤主之。【100】

小建中汤方

桂枝三两，去皮　甘草二两，炙　大枣十二枚，擘　芍药六两　生姜三两，切　胶饴一升

上六味，以水七升，煮取三升，去滓，内胶饴③，更上微火消解，温服一升，日三服。呕家④不可用建中汤，以甜故也。

【注释】

①阳脉涩：代指脾虚，不能化生气血，而致气血不足。阳脉，轻按即得。涩，主气

虚血少。

②阴脉：重按即得。弦：木郁气滞，又主痛证。

③胶饴：即饴糖。

④呕家：有呕吐的患者，代指脾胃湿热者。

【解析】

太阳伤寒，阳脉涩，是脉浮取而涩，为气血不足。阴脉弦，是脉沉取而弦，弦是少阳主脉。脾为后天之本，气血生化之源，脾虚不能生化气血，所以脉涩。脾主大腹，脾虚又见少阳主脉，势必引起少阳之邪内侵，故而发生"腹中急痛"，这种症状是腹痛时自觉有紧缩拘急之感，触摸之则腹肌痉挛紧张而成条索之状。

病变的机制以脾虚为主，是脾虚招致木邪横逆。而"木邪乘土"后势必加重脾虚的程度，也因其脾运失职，气血更加亏虚。治当用小建中汤建中补虚，缓急止痛。中气得建，化源充足，气血自然得复。若服药后，腹中急痛不止，说明少阳之邪太盛，此时须用小柴胡汤清疏肝胆，和解少阳。

小建中汤和小柴胡汤都有调和肝脾的作用，小建中汤偏重于温补，是培土以盛木，小柴胡汤偏重于清疏，是伐木以救土。若病变以少阳为主，兼见腹痛，可以用小柴胡汤去黄芩加芍药治疗。

小建中汤是桂枝汤加芍药、饴糖而成。方中重用饴糖，甘温补中，桂枝、生姜温中散寒；芍药和阴补血，缓急止痛；大枣、甘草补中益气。本方平补阴

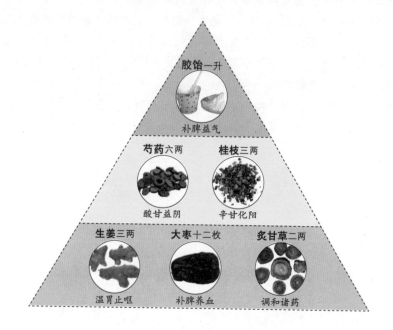

胶饴一升
补脾益气

芍药六两
酸甘益阴

桂枝三两
辛甘化阳

生姜三两
温胃止呕

大枣十二枚
补脾养血

炙甘草二两
调和诸药

阳，建复中焦，生化气血，缓急止痛之剂。

【原文】

伤寒中风，有柴胡证，但见一证便是，不必悉具。凡柴胡汤病证而下之，若柴胡证不罢者，复与柴胡汤，必蒸蒸而振，却发热汗出而解。【101】

【解析】

"但见一证便是，不必悉具"，明确指出了小柴胡汤灵活应用的具体方法。符合小柴胡汤证病机的证候，无论多少，主证有一个即可，主证不一定要全部具备，即以局部而窥见全部。只要其部分症状已经能够反映出少阳病病变的特点，就可以使用小柴胡汤。

少阳病属半表半里证，本不应攻下，误用攻下会有多种变化。"若柴胡证不罢者"，说明病邪未因误下而内陷。复与柴胡汤，由于误下后正气受损，抗邪乏力，服汤后正气得药力相助，奋起抗邪，正邪交锋，所以，蒸蒸而热，阳气振发，继而汗出邪解。

【原文】

伤寒二三日，心中悸而烦者，小建中汤主之。【102】

【解析】

伤寒病程较短，又未经误治，故知是里气先虚，心脾不足，气血双亏，复被邪扰致心悸而烦。"心中悸而烦"是本证的特点，本证既非热扰胸膈之烦，又非少阳胆火炽盛之烦悸证，而是里虚邪扰气血不足，心无所主则悸，神志不宁则烦。此证里虚为先，故当先治其里，而建其脾胃中气，用小建中汤内益气血，外和营卫，可表里兼顾。

本证与第100条都用小建中汤，一治腹中急痛，一治心中悸而烦，虽见证不同，但均是建中补虚、滋生气血之法。

【原文】

太阳病，过经①十余日，反二三下之，后四五日，柴胡证仍在者，先与小柴胡汤。呕不止，心下急②，郁郁微烦者，为未解也，与大柴胡汤下之，则愈。【103】

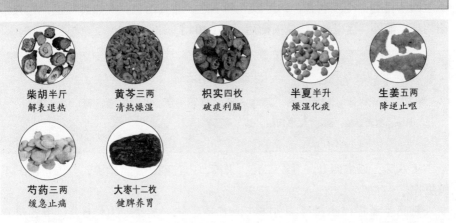

大柴胡汤方

柴胡半斤　黄芩三两　芍药三两　半夏半升，洗　生姜五两，切　枳实四枚，炙　大枣十二枚，擘

柴胡半斤
解表退热

黄芩三两
清热燥湿

枳实四枚
破痰利膈

半夏半升
燥湿化痰

生姜五两
降逆止呕

芍药三两
缓急止痛

大枣十二枚
健脾养胃

上七味，以水一斗二升，煮取六升，去滓再煎，温服一升，日三服。一方加大黄二两。若不加大黄，恐不为大柴胡汤也。

【注释】

①过经：病传他经。此处指太阳表证已病传少阳。

②心下急：胃脘部拘急不舒或有疼痛之感。

【解析】

本条讲述大柴胡汤证治。

太阳病，病邪未解，转而传入少阳十余日。病入少阳，当以和解为主，汗、吐、下法均属禁忌。"反二三下之"是为误治。攻下后四五日，柴胡汤证仍在，表明邪气未因攻下而内陷，先与小柴胡汤，服后，如枢机运转则病可愈。

若服小柴胡汤后，病未好转，反而加重，由喜呕变为"呕不止"，此乃邪热不解，内并阳明，热壅于胃，胃气上逆所致；由心烦变为"郁郁微烦"，是气机郁遏，里热渐甚。从"呕不止，心下急，郁郁微烦"证说明邪由少阳误治，化燥成实，兼入阳明。少阳证不解，则不可下，而阳明里实已成，又不得不下，用大柴胡汤，和解与通下并行，双解少阳、阳明之邪。

大柴胡汤为小柴胡汤的变方，即小柴胡汤去人参、甘草，加大黄、枳实、芍药。方中柴胡、黄芩疏利少阳，清泄郁热；芍药缓解腹中实痛；半夏、生姜降逆止呕；枳实、大黄利气消痞，泻阳明热结；大枣和中。诸药配合，和解少阳，通下里实。可见大柴胡汤是少阳、阳明同治而以止呕、止痛的功能明显。

【原文】

伤寒十三日不解，胸胁满而呕，日晡所发潮热[①]，已而微利。此本柴胡证，下之而不得利，今反利者，知医以丸药下之，非其治也。潮热者实也，先宜小柴胡汤以解外，后以柴胡加芒硝汤主之。【104】

柴胡加芒硝汤

柴胡二两十六铢　黄芩一两　人参一两　甘草一两，炙　生姜一两，切　半夏二十铢，本云五枚，洗　大枣四枚，擘　芒硝二两

上八味，以水四升，煮取二升，去滓，内芒硝，更煮微沸，分温再服，不解更作。

臣亿等谨按：《金匮玉涵》方中无芒硝。别一方云，以水七升，下芒硝二合，大黄四两，桑螵蛸五枚，煮取一升半，服五合，微下即愈。本云柴胡再服，以解其外，余二升加芒硝、大黄、桑螵蛸也。

【注释】

①日晡所发潮热：是阳明实证典型的热型，即下午发热定时升高。日晡所，申时（15时正至17时正）左右。日晡，傍晚时分。所，约略。潮热，发热如潮水之起落，定时而发或增高，至时而降。

【解析】

伤寒十三日不解，有向里传变趋势。患者胸胁满而呕，知邪传少阳，胆火内郁，枢机不利，胆逆犯胃；由"日晡所发潮热"的热型可知，邪入阳明，脉实已成。合为少阳兼阳明里实之证。多为大便燥结难下，可取和解兼通下之法，应与大柴胡汤和解少阳，攻下里实，则病可愈。今反见下利，是治不如法，误用丸药攻下所致。致使患者正气损伤，里实尚存，泻下之性留中而致微利，故

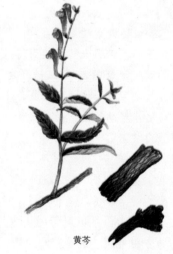

黄芩

虽下而燥热不除。

此证虽经误治，但潮热未罢，仍为少阳兼阳明里实之证。但毕竟误下微利，正气已伤，故先用小柴胡汤和解少阳，畅达枢机，透达表里之邪；若因燥实较甚，服汤不愈者，再以柴胡加芒硝汤和解少阳，泻热润燥。

本方由小柴胡汤加芒硝组成。就其剂量而言，仅为小柴胡汤原量之三分之一，加芒硝二两。方以小柴胡汤和解少阳，运转枢机，芒硝泻热去实，软坚通便。诸药合用，达和解泻热之功。

【原文】

伤寒十三日不解，过经，谵语者，以有热也，当以汤下之。若小便利者，大便当硬，而反下利，脉调和者，知医以丸药下之，非其治也。若自下利者，脉当微厥①，今反和者，此为内实也，调胃承气汤主之。【105】

【注释】

①脉当微厥：脉象非常微弱。厥，甚、极。

【解析】

伤寒十三日不解，病邪则向阳明传变。发生谵语，是寒邪郁而化热，肠中有燥屎的象征。便燥是谵语之根，所以应当用汤药荡涤胃脘中的热结。患者小便自利且量多，是阳明燥热逼迫津液偏渗膀胱，而不能还入肠中，故曰"小便利者，大便当硬"。现在反而大便下利，这是不符合一般规律的，此时应参合脉象辨别虚实。如脉见"调和"，即阳明里实之脉未变，说明此下利并非虚证，而是之前医者误用热性丸药攻下所致。如果是虚寒性下利，脉象应该是微弱无力。所以"今反和者，此为内实也"。经误下后，胃气已经损伤，应使用具有缓下作用的调胃承气汤，既下邪热，又和胃气。

【原文】

太阳病不解，热结膀胱，其人如狂①，血自下，下者愈。其外不解者，尚未可攻，当先解外。外解已，但少腹急结者，乃可攻之，宜桃核承气汤方。【106】

桃核承气汤方

桃仁五十个，去皮尖　大黄四两　桂枝二两，去皮　甘草二两，炙　芒硝二两上五味，以水七升，煮取二升半，去滓，内芒硝，更上火，微沸下火，先食温服五合^②，日三服，当微利。

【注释】

①如狂：将狂而未狂。

②先食温服：饭前温服。

【解析】

本条讲述核桃承气汤证称为蓄血轻证，由瘀血与热互结所产生的病症。

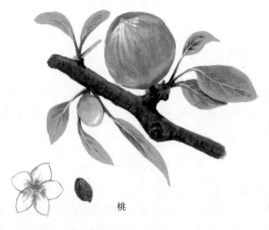

桃

太阳病不解，邪热与瘀血结于下焦部位。瘀热上犯心神，导致神志错乱，躁扰不宁，类似发狂。血热初结，所以有"血自下"的可能。血结轻浅，血被热邪所迫，其所蓄之血能够自下，邪热可随瘀血下行而解除。若血不自下，则血为热搏，淤积于下，而导致少腹部拘急硬痛。正因为血热初结，所以治疗时，如表邪未解，必须先解表邪。只有其表邪解除之后，才可以用桃核承气汤攻逐瘀热。

方中桃仁微苦涌泄，为活血化瘀的主药，但力尚不足。桂枝辛温，温通经络，助桃仁通利血脉。大黄、芒硝泻热导下，与桃仁、桂枝配伍自可泻热逐瘀。甘草调和诸药。共成活血化瘀，通里泻热之剂。

【原文】

伤寒八九日，下之，胸满烦惊，小便不利，谵语，一身尽重，不可转侧者，柴胡加龙骨牡蛎汤主之。【107】

柴胡加龙骨牡蛎汤方

柴胡四两　　**龙骨**　**黄芩**　**生姜**切　**铅丹**　**人参**　**桂枝**去皮　**茯苓**各一两半

半夏二合半，洗　**大黄**二两　**牡蛎**一两半，熬　**大枣**六枚，擘

上十二味，以水八升，煮取四升，内大黄切如棋子，更煮一二沸，去滓，

温服一升。本云，柴胡汤今加龙骨等。

【解析】

　　伤寒八九日，误用下法，伤其正气，邪气乘虚而入，变证由生。邪入少阳，枢机不利，胆热内郁则胸满而烦；胆火上炎，胃热上蒸，心神被扰则惊悸谵语；三焦决渎失职则小便不利；阳气内郁，不得宣达，气机壅滞则一身尽重而难于转侧。此为表里同病，虚实互见，治宜和解少阳，通阳泄热，镇惊安神，方用柴胡加龙骨牡蛎汤。

　　本方由小柴胡汤去甘草，加龙骨、牡蛎、桂枝、茯苓、铅丹、大黄而成。因邪入少阳，故宜小柴胡汤和解少阳，宣畅枢机。加茯苓淡渗利水，宁心安神。加桂枝通达郁阳，加大黄泄热和胃。加龙骨、牡蛎、铅丹重镇安神。去甘草，免其甘缓留邪。诸药相合，寒温并用，攻补兼施，使表里错杂之邪得以速解。

　　方中铅丹其成分为四氧化三铅，久服有毒，今多不用，改用生铁落、磁石、代赭石等品代之。

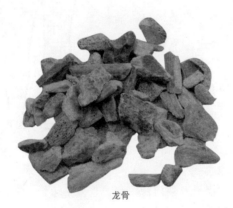

龙骨

【原文】

　　伤寒①腹满谵语，寸口脉浮而紧，此肝乘脾也，名曰纵②，刺期门③。【108】

【注释】

①伤寒：广义伤寒。
②纵：是五行相克的形式，乘其所胜为纵。肝主木，脾主土，木克土。
③期门：足厥阴肝经之募穴，在乳头直下2寸处。

【解析】

　　腹满谵语，若脉沉迟，则为阳明腑实证。今脉搏并不沉迟实大，也没有见到燥结潮热，则非阳明腑实证。寸口脉象浮而紧，是为弦脉，弦为肝脉，脉搏浮紧，是肝木气旺的表现。肝胆之气放纵无制，顺势而往，克犯脾土，影响脾胃而见腹满谵语，可以用刺期门的方法来泄肝胆之余，而解脾胃之困。

【原文】

伤寒发热，啬啬恶寒，大渴欲饮水，其腹必满。自汗出，小便利，其病欲解。此肝乘肺也，名曰横[1]，刺期门。【109】

【注释】

[1]横：肝气横逆亢盛，犯上而侮其不胜，此指肝侮肺。

【解析】

肺主皮毛，通调水道，下输膀胱。肺病毛窍为之闭塞，发热、啬啬恶寒。肺失肃降，不能通调水道，下输膀胱，津液不得输布，所以渴而小便不利。脾运受阻，故腹必满。金本克木，今肺气不利反受木侮，即"肝乘肺"，"横"

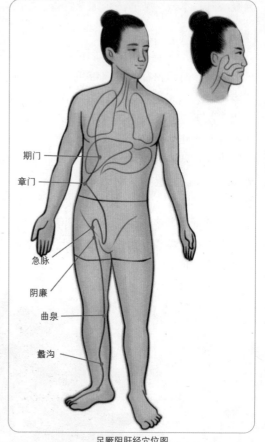

足厥阴肝经穴位图

期门

章门

急脉

阴廉

曲泉

蠡沟

是五行反克的形式，治疗用刺期门的方法，以泄肝木。

经过刺期门后，使肺摆脱肝木之侮，其宣肃功能得到恢复，毛窍通畅则汗出，水道通调则小便利，病即解也。

【原文】

太阳病二日，反躁，反熨[1]其背，而大汗出，大热入胃，胃中水竭，躁烦必发谵语。十余日，振栗，自下利者，此为欲解也。故其汗，从腰已下不得汗，欲小便不得，反呕欲失溲，足下恶风。大便硬，小便当数，而反不数及不多。大便已，头卓然而痛，其人足心必热，谷气下流故也。【110】

【注释】

[1]熨：古代火疗的方法之一。将砖石等物烧热后，包裹起来置于体表的某一局部，

以熨烫发汗。后有发展，用含药物的器具，热熨取汗。

【解析】

本条列举熨法所产生变证，也是对火法发汗的否定。

太阳病二日，邪尚在表，不当烦躁而见烦躁，故称"反燥"，显示表邪未解而里热已盛，治宜发表散寒，兼清里热，忌用辛温发汗，更忌用火法强迫发汗。若误用熨法取汗，导致大汗出，则火热内攻，胃热津伤，里热更盛，是以烦躁益甚而发谵语。

病延十余日，火邪渐衰，津液渐复，正气欲祛邪外出，则有恶寒、自下利，这是正胜邪却，病将向愈之兆。

若误用火法后出现上半身汗出，腰以下不得汗，气逆欲呕等证，为阳热盛于上；欲小便不得，时欲失溲，足部恶风，大便硬等证，为阳气虚于下。大便硬，常因水液偏渗膀胱所致，故小便当数。今大便硬，小便次数和量反少，是阳热郁于上，津液不能下达所致。

一旦大便通行，阳气骤然下达，反使头上的阳气一时乍虚，故头部非同一般疼痛。当大便通行，阳气下达之时，原来的足下恶风就会转为足心发热。"谷气下流故也"说明足心发热的原因，是自注句。

【原文】

太阳病中风，以火劫发汗，邪风被火热，血气流溢，失其常度。两阳相熏灼，其身发黄，阳盛则欲衄，阴虚则小便难，阴阳俱虚竭，身体则枯燥，但头汗出，剂颈而还，腹满微喘，口干咽烂，或不大便，久则谵语，甚者至哕，手足躁扰，捻衣摸床，小便利者，其人可治。【111】

【解析】

太阳中风误用火法取汗，不仅风邪不能外解，反致火邪为害。风火相助，热势更盛，必伤血气，变证由生。血气受热则运行逆乱，失其运行之常度。风邪与火邪相合，两阳相熏，若火毒内攻，溶其血液，则身体发黄。火热上蒸，灼伤阳络则欲衄，火热下劫，阴液匮乏则小便难。火法发汗，伤津又耗气，气血阴阳俱虚竭，肌肤失濡养，则身体枯燥不荣。阳热蒸迫，津液外泄，但无法全身发汗，故但头汗出，剂颈而还。火热上灼则口干咽烂，燥热内结，腑气不通，浊热上攻，则腹满微喘，大便干结不下。久而不愈，热盛扰心，则生谵语；甚者胃津大伤，胃气败绝而为呃逆。手足躁扰，捻衣摸床，神志迷糊，是热极津枯，阴不敛阳，阴阳欲离的危象。当视其津液之存亡以推断其预后。若小便利者，说明阴津尚未尽亡，生机尚在，故曰"其人可治"。若小便全无，则是化源告绝，阴液消亡，预后不良。在热性病诊治过程中，以小便的多寡来判断预后，有重要意义。

【原文】

伤寒脉浮，医以火迫劫之[①]，亡阳[②]，必惊狂，起卧不安者，桂枝去芍药加蜀漆牡蛎龙骨救逆汤主之。【112】

> ### 桂枝去芍药加蜀漆龙骨牡蛎救逆汤方
>
> **桂枝**三两，去皮　**甘草**二两，炙　**生姜**三两，切　**大枣**十二枚，擘　**牡蛎**五两，熬　**蜀漆**三两，洗去腥　**龙骨**四两

上七味，以水一斗二升，先煮蜀漆，减二升，内诸药，煮取三升，去滓，温服一升。本云，桂枝汤今去芍药加蜀漆牡蛎龙骨。

【注释】

①以火迫劫之：用火法强迫发汗。
②亡阳：此处指心阳外亡，心神浮越。

【解析】

伤寒脉浮，是病邪在表，误用火法强迫发汗，导致大汗淋漓。心为火脏，汗为心液，汗多伤阳。心主神志，阳虚则不能养神，心神空虚无主则易浮越。加之阳虚不能布津，水停为痰，痰火扰心，于是发生惊狂、卧起不安。用桂枝去芍药加蜀漆牡蛎龙骨救逆汤。"救逆"有急救抢险之意。

方中桂枝、甘草辛甘，温通心阳；牡蛎、龙骨潜镇浮越之心神；蜀漆散热化痰，然其有毒，易致呕吐，故而再用生姜、大枣，解毒去腥，减少蜀漆对胃的刺激，以防止产生呕吐的副作用。

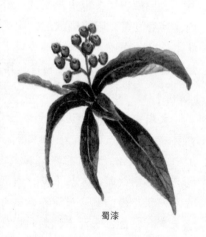

蜀漆

【原文】

形作伤寒，其脉不弦紧而弱，弱者必渴，被火者必谵语。弱者发热、脉

浮，解之当汗出，愈。【113】

【解析】

本条讲述温病与伤寒的区别，温病表证的治疗与禁忌。

证类似太阳伤寒表证，但实非伤寒，因其脉不弦紧而弱。这里"脉弱"是与伤寒紧脉相对而言，并非微弱之弱。"弱者必渴"与"弱者发热"两句联系起来理解，即指患者不但脉弱，同时还有发热、口渴、脉浮等见证，当属温邪犯表之证，治宜辛凉宣散之法，故"解之当汗出愈"。若反误治以火法，必助热伤津，以致产生神昏谵语之变证。

【原文】

太阳病，以火熏①之，不得汗，其人必躁，到经②不解，必清血③，名曰火邪。【114】

【注释】

①火熏：是利用药物燃烧后的热气，或药物煮沸后所产生的热气熏蒸人体取汗以治疗疾病的一种方法，属于火疗范畴。

②到经：指病至七日，太阳一经行尽。

③清血：即便血。

【解析】

太阳病，当发汗解表。若误以火熏，不仅不得汗，反而导致阳郁更甚，火热内攻，心神被扰，其人必躁扰不宁。原文第8条"太阳病，头痛至七日以上自愈者，以行其经尽故也"，所以七日则是太阳到经之日，行其经尽之期。当此之时，正气来复，驱邪外出，则其病当愈。

"到经不解"，说明阳郁太甚，热不得从汗解，转入于里，下陷阴分，迫血妄行，发生便血。火熏不但不能解除病症，反而成了导致变证的原因，故被称为"火邪"。

【原文】

脉浮热甚，反灸之，此为实，实以虚治，因火而动，必咽燥唾血。【115】

【解析】

脉浮热甚，是太阳受邪，表阳郁闭，邪气因盛，故曰"此为实"。邪实在表，法当发汗解表。今反用艾灸以助阳，其后果是逼火热内攻，火邪上逆，动血伤津，发生咽燥、吐血等变证。

艾灸法能温阳散寒，多用于治疗里虚寒证，或寒湿病症。今脉浮而发热，不宜用灸法。热甚反灸，是用治虚之法治实证。火热亢盛，灼伤津液，则咽喉干燥，热伤血络，迫血妄行，则见吐血。

本条与第114条均为误用火法后，产生的"火热伤阳，迫血妄行"的变证。所发生的病变一为阴络受伤，血下出而为便血；一为阳络受伤，血上溢而为吐血。火法所产生的病变，主要是依人的体质而异。下焦阴不足者，则火热易伤阴络，迫血下行而便血，阳盛体质者，则火热易于上炎，伤及阳络而吐血。

【原文】

微数之脉，慎不可灸，因火为邪，则为烦逆，追虚逐实①，血散脉中②，火气虽微，内攻有力，焦骨伤筋，血难复也。脉浮，宜以汗解，用火灸之，邪无从出③，因火而盛，病从腰以下必重而痹，名火逆也。欲自解者，必当先烦，乃有汗而解。何以知之？脉浮，故知汗出解也。【116】

【注释】

①追虚逐实：损伤不足的正气，增加有余的病邪。此处是血虚火旺，更用火法，血更虚而火更旺。
②血散脉中：血液流溢，失其常度，即血热妄行。
③邪无从出：外邪不得从汗而出。

【解析】

本条讨论阴虚火旺和表寒实证用灸法所产生的变证。

脉虚而微弱，是阴虚内热之证，治宜养阴清热，切不可使用火灸疗法。若误用火灸，则阴血愈虚，火热更甚，火毒攻冲，必致心胸烦闷气逆。阴液本虚，反用灸法，则更伤其阴；火热属实，反用灸法，则助长火热，致阴血更虚而火势更旺。正虚者益虚，邪实者更实，即追虚逐实，使血液散乱于脉中，而受到严重损伤。在热病阴伤状态下，灸火虽微，内攻却非常有力，可导致阴血难复，肌肤筋骨失却濡养，则肌肤枯燥，甚至形成不宜恢复的"焦骨伤筋"后果。

脉浮主表，宜以汗解，误用火灸，外邪不得随汗而解，反随灸火入里化热，邪热壅滞而致气血运行不畅，故腰以下部位沉重麻木，名曰"火逆"。如果患者脉象仍浮，则说明患者正气尚盛，仍有外解之机，正邪相争，是以烦躁，烦后汗出，邪热随汗解而愈。

【原文】

烧针①令其汗，针处被寒，核起而赤者，必发奔豚。气从少腹上冲心者，灸其核上各一壮②，与桂枝加桂汤，更加桂二两也。【117】

桂枝加桂汤方

桂枝五两，去皮　　**芍药**三两　　**生姜**三两，切　　**甘草**二两，炙　　**大枣**十二枚，擘

上五味，以水七升，煮取三升，去滓，温服一升，本云，桂枝汤今加桂满五两，所以加桂者，以能泄奔豚气也。

【注释】

①烧针：就是用粗针外裹棉花，蘸油烧之，针红即去棉花刺人，是古人取汗之法。

②一壮：放艾炷于穴位上，烧完一炷为一壮。

【解析】

烧针责令出汗，汗出则腠理开泄，针处被寒，邪留不去，故针出核起而赤。又因使用的是火劫发汗，损伤心阳于上，使水寒之邪乘机上冲，心悸欲按，同时引发奔豚。气从少腹上冲心，痛苦不堪。

治法可分两部分：先在赤核处艾灸，以温阳散寒；再内服桂枝加桂汤，温通心阳，平冲降逆。

本方由桂枝汤加重桂枝剂量而成。桂枝、甘草辛甘合化，温通心阳而降冲逆。更用芍药配甘草，酸甘化阴以和卫阳。生姜、大枣能佐桂、甘以化生荣卫之气。诸药共奏调和阴阳，平冲降逆之效。

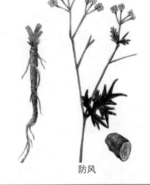

防风

【原文】

火逆，下之，因烧针烦躁者，桂枝甘草龙骨牡蛎汤主之。【118】

桂枝甘草龙骨牡蛎汤方

桂枝一两，去皮　　**甘草**二两，炙　　**牡蛎**二两，熬　　**龙骨**二两

上四味，以水五升，煮取二升半，去滓，温服八合，日三服。

【解析】

"火逆"是误用火法导致病情恶化，再误用下法，损伤中气和阴液，继而误

用烧针，心阳受损，神气不宁，发生烦躁不安等证，用桂枝甘草龙骨牡蛎汤温复心阳、潜镇安神。

本证之烦躁，一般有失眠、心神不安等表现，应该是第64条桂枝甘草汤证的进一步加重。故除桂枝、甘草外，加用龙骨、牡蛎增强安神之效。

【原文】

太阳伤寒者，加温针，必惊也。【119】

【解析】

本条讲述伤寒表证误用温针的变证。

表实无汗的太阳伤寒证，治宜发汗解表。误用烧针的方法，不但寒邪不能外解，且易助热化火。如火热内攻，扰乱神明，则发生惊恐不安的病症。

自第110条至此，共10条，原文论述了火疗引起的变证。火疗具有发汗、通阳、散寒、除湿、通络之效，但应用时有着严格的适应证和禁忌证。若用于禁忌诸证，必然会导致各种变证，如以上条文所述。

【原文】

太阳病，当恶寒发热，今自汗出，不恶寒发热，关上脉细数者，以医吐之过也。一二日吐之者，腹中饥，口不能食；三四日吐之者，不喜糜粥，欲食冷食，朝食暮吐，以医吐之所致也，此为小逆。【120】

【解析】

太阳病，当恶寒发热，今自汗出，不恶寒发热，知太阳病已解。关上以候脾胃，从关上脉细数与自汗出同见，则知系医生误用吐法所致。吐后太阳病虽解，而发越之势未消尽，故自汗出。吐后胃气受伤，故关上脉细数。

发病一二日，邪气轻浅，误吐后胃阳受损伤，但并不十分严重，所以还知道饥饿，但因胃气已伤，所以腹中虽饥而口不能食。

发病三四日，邪气已较为深入，误吐之后，胃阳之损伤亦较为严重，胃气虚冷，所以不喜糜粥。胃阳虚燥，所以反欲冷食。然此饮冷是假象，冷食入胃之后，因胃寒不能运化，必逆而吐出，或朝食暮吐，或暮食朝吐，与胃热所致食入即吐有别。此时，若及时给予温中和胃之剂，恢复并不难，所以称为"小逆"。

【原文】

太阳病吐之，但太阳病当恶寒，今反不恶寒，不欲近衣，此为吐之内烦①也。【121】

【注释】

①内烦：指内热引起的胸中烦闷。

【解析】

　　太阳表证，治当用汗法使邪从肌表而解，误用吐法，虽吐中亦有发散之意，间或能使表邪解除而不恶寒，但误吐伤及胃中津液，胃燥生热，所以有不欲近衣的内烦里热现象。本条与第120条同为误吐所致，一为胃阳虚，一为胃燥热，治疗方法也有所不同。阳弱体质易转化为胃阳虚，本条阴虚里热体质易转化为胃肠燥热，当属实热，可用调胃承气汤一类的方药治疗。

【原文】

　　患者脉数，数为热，当消谷引食，而反吐者，此以发汗，令阳气微，膈气①虚，脉乃数也。数为客热②，不能消谷，以胃中虚冷，故吐也。【122】

【注释】

①膈气：膈间正气。

②客热：这里指虚阳。

【解析】

　　一般规律下，脉数为热，脉迟为寒。胃中有热，应当易饥易食。今脉数反见呕吐，追究原因，是由于发汗不当，过汗伤阳。虚阳扰动也可见脉数，但必数而无力。此属非实热所致，而是虚阳扰动而成，所以不能消化谷食。胃中阳虚，寒凝气逆，故而呕吐。

【原文】

　　太阳病，经过十余日，心下温温欲吐①，而胸中痛，大便反溏，腹微满，郁郁微烦。先此时，自极吐下者，与调胃承气汤。若不尔者，不可与。但欲呕，胸中痛，微溏者，此非柴胡证，以呕故知极吐下②也。【123】

【注释】

①温温欲吐：心中郁结不畅，有想吐的感觉。温，通"愠"。

②极吐下：大吐大下。

【解析】

　　太阳病，过经十余日，不转属阳明，便转属少阳。出现心中郁结欲吐，心烦胸中痛，腹胀满，大便溏等，形成机制复杂。"先此时自极吐下者"是本条的辨证关键。误吐误下，有形之实邪虽已解除，而无形的热邪未能清泄。上述病症皆因热邪结滞导致，与调胃承气汤泄热和胃。如果不是极吐下所致，则非热邪结滞，就不能用调胃承气汤治疗。欲吐、胸中痛、大便微溏证与小柴胡汤证有相似之处，故张仲景特别指出不是柴胡汤证，"以呕故知极吐下也"是补充说明本证的辨证要点。

热病中使用极吐极下的治疗方法，易导致阴液严重损伤，因有些热病非一时所能痊愈，不能急躁冒进。素体虚弱者，更不能极吐极下，否则戕害中气，甚则伤阳败胃。过分吐下后，还有可能发生其他变证，病作何变，皆应辨证论治，不应以吐后必虚概之。

【原文】

太阳病六七日，表证仍在，脉微而沉，反不结胸①，其人发狂者，以热在下焦，少腹当硬满。小便自利者，下血乃愈，所以然者，以太阳随经，瘀热在里故也。抵当汤主之。【124】

抵当汤方

水蛭熬　虻虫各三十个，去翅足，熬　桃仁二十个，去皮尖　大黄三两，酒洗

水蛭三十枚
逐恶血

虻虫三十个
逐瘀血

桃仁二十个
活血化瘀

大黄三两
荡涤热邪

上四味，以水五升，煮取三升，去滓，温服一升，不下更服。

【注释】

①结胸：外邪与痰、水结聚于胸膈所引起的病症。

【解析】

本条为蓄血重证的辨治。

太阳病六七日，为表邪入里之期，即使表证仍在，也要注意脉象。脉不浮

而转为沉者，是外邪已内陷入里。内陷之邪，若结于胸膈，可以形成结胸证；若不结胸，邪深入下焦血分，血热互结则形成太阳蓄血证，故曰"以热在下焦"，"以太阳随经，瘀热在里故也"。表证仍在，同时血蓄下焦，证属表里同病。患者表里同病，里急者当先治里，故本条使用攻逐之法，说明此太阳蓄血证病势危急，病情严重，从病机上讲，则是血结较深，属蓄血重证。

太阳蓄血重症脉微而沉，是指脉象沉而略有滞涩，血蓄于里，瘀阻络道，血脉不利，所以脉沉而滞，甚则脉象沉结。患者表现出狂躁，说明热在血分，瘀热直接上攻于心，心神被扰，神志错乱。少腹硬满，为邪热与瘀血结于下焦所致。"硬"是客观体征，医者触按时有坚硬抵触的感觉；"满"是自觉症状，患者自觉胀满不舒。小便自利，提示病在下焦血分，膀胱气化功能未受影响。

本条病机与第106条基本相同，皆为表证未解，血热互结下焦。不同的是，本条血结较深，桃核承气汤已不能胜任，用抵当汤直入血分破血逐瘀。方由水蛭、虻虫、大黄、桃仁四味药组成。大黄可入血分，泻热，推陈致新，桃仁活血化瘀以滑利。水蛭、虻虫药性峻猛，直入血络，善破淤积恶血。四药相合，直抵当攻之处，破瘀泻热。

【原文】

太阳病，身黄，脉沉结，少腹硬，小便不利者，为无血也；小便自利，其人如狂者，血证谛①也，抵当汤主之。【125】

【注释】

①谛：证据确凿。

【解析】

太阳病是言其表证仍在，但发生身黄，且脉沉结，少腹硬，其人如狂，显示里热已经非常严重，并且已经深入血分，热毒与阴血相搏结，影响血液的正常运行，并扰乱心神，导致患者出现神志症状。治当攻逐瘀热，用抵当汤。

本条脉证与上条大致相同，少腹硬满，小便自利，如狂，脉沉结，都是瘀热结聚下焦的表现。由于瘀热结滞血脉，营气不能正常输布，可见身目发黄。但此发黄必须与湿热发黄相鉴别。湿热发黄，当小便不利，其人不狂；今小便自利，说明此身黄与水湿无关，且见如狂，则蓄血证确信无疑，故曰"血证谛也"。

【原文】

　　伤寒有热，少腹满，应小便不利，今反利者，为有血也，当下之，不可余药，宜抵当丸。【126】

抵当丸方

水蛭二十个，熬　　**虻虫**二十个，去翅足，熬　　**桃仁**二十五个，去皮尖　　**大黄**三两

水蛭二十枚	虻虫二十个	桃仁二十五个	大黄三两
逐恶血	逐瘀血	活血化瘀	荡涤热邪

　　上四味，捣分四丸，以水一升，煮一丸，取七合服之，晬①时当下血，若不下者更服。

【注释】

①晬（zuì）：一昼夜。

【解析】

　　伤寒有热是表证仍在，表邪不解，循经入里，病见少腹满。若为蓄水所致，则小便不利，今小便反利，可知是下焦蓄血。治当攻下瘀热，用抵当丸。

　　本条蓄血程度介于桃核承气汤证与抵当汤证之间，因本证仅见少腹满，而非少腹硬，也未见如狂或发狂证，说明病情不急，故治以抵挡汤的药物，减轻剂量，改做丸剂而为缓攻之品。服药采用"煮丸之法"，连药渣一并服下，故云"不可余药"。

　　因丸药性缓，其下瘀血之力比汤药和缓而作用持久，故服药后"晬时当下血"。若不下者可再服。

【原文】

　　太阳病，小便利者，以饮水多，必心下悸。小便少者，必苦里急①也。【127】

【注释】

①里急：小腹急迫不适。

【解析】

本条主要从小便利或少，心下悸与少腹里急辨水停的部位。因饮水过多，造成水气内停。若水停中焦，则小便通利而心下悸，参照第 73 条原文，可与茯苓甘草汤。若水停下焦，则小便不利而小腹拘急，治宜用五苓散。

◎辨太阳病脉证并治下◎

【原文】

问曰：病有结胸①，有脏结②，其状何如？答曰：按之痛，寸脉浮，关脉沉，名曰结胸也。何谓脏结？答曰：如结胸状，饮食如故，时时下利，寸脉浮，关脉小细沉紧，名曰脏结。舌上白胎滑者，难治。【128】

【注释】

①结胸：证候名，指痰水等实邪结于胸膈，以胸脘部疼痛而硬为主证的一种病证。
②脏结：证候名，脏气虚衰、阴寒凝结的一种病证。

【解析】

第128条讨论的是结胸与脏结的异同。结胸与脏结是两类不同性质的证候，结胸证是表邪内陷，与痰水结聚于胸膈引起，属实证，"按之痛，寸脉浮，关脉沉"等为热实结胸的脉证特点。邪热与有形之痰水相结于胸脘，所以胸脘部按之则痛，寸脉候上，脉浮说明阳热在胸，关脉候中，关脉沉，沉脉主水，说明痰水结于中焦。寸浮关沉，反映了热与痰水相结的病机。因邪结而正气不虚，脉必沉而有力。

脏结证也具有心下硬满疼痛的表现，犹如结胸的状态，因脏结是邪结在脏，胃腑无实邪阻滞，故饮食如常，与结胸之不能食不同。但由于其阳虚有寒，故其人能食而时时下利。中州有寒，故关脉小细沉紧。然邪由表入，故寸脉浮。从脉证可知脏结证属脏气虚衰，寒邪内结之证。脏结寒凝，若见舌苔白而滑，则知气寒津凝，里阳已衰，而入结之邪更为深重，故对其凝结，非攻不可。然脏气先虚，早已下利，又不任其攻，故攻补两难，故曰"难治"。

【原文】

脏结无阳证①，不往来寒热，其人反静，舌上胎滑者，不可攻也。【129】

【注释】

①阳证：发热、口渴等热的病证。

【解析】

脏结无发热、口渴、心烦等阳热证候，也不见往来寒热的少阳证。"其人反静"谓无阳明病的烦躁证，排除了病在六腑的可能，进一步证实脏结病在五脏，证属阴寒的病理机制。舌苔白滑更是阳虚寒凝的确据，所以不能治以攻法。

【原文】

病发于阳，而反下之。热入，因作结胸；病发于阴，而反下之，因作痞[1]。所以成结胸者，以下之太早故也。【130】

结胸者，项亦强，如柔痉[2]状。下之则和，宜大陷胸丸方。【131】

大陷胸丸方

大黄半斤　葶苈子半升，熬　芒硝半升　杏仁半升，去皮尖，熬黑

上四味，捣筛二味，内杏仁、芒硝，合研如脂，和散，取如弹丸一枚，别捣甘遂末一钱匕，白蜜二合，水二升，煮取一升，温顿服之，一宿乃下，如不下，更服，取下为效，禁如药法。

【注释】

①痞：心下如物填塞，胀闷不适。

②柔痉（chì）：汗出而项背强直，角弓反张。

【解析】

本条首先讨论结胸与痞证的成因，两者都来源于太阳病误下，因患者体质不同，产生两种不同的病理变化。胃阳素旺，体质较强的人，若兼有水饮留滞，患表病误下后，邪热内陷，与水饮相搏，结于胸膈，易成结胸证。胃阳不足，体质较弱的人，患表病误下后，胃气愈伤，邪气内陷，结于心下，易成痞证。结胸证、痞证之形成，既有因误下而致者，也有未因误下，邪气内陷而成者，临证需以脉证为凭。表证下之太早，引邪入里，热入因作结胸。凡结胸证，必心下硬满疼痛。此处言"结胸者，项亦强，如柔痉状"，据此可知，本条所言之结胸证，除有心下硬满疼痛之外，尚有颈项强直、俯仰不能自如、汗出等类似柔痉的临

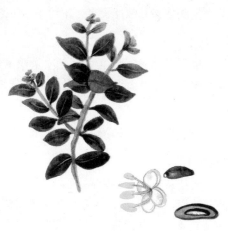

黄杨木

床表现。是因热与水结而病位偏高，邪结高位，项背经脉受阻，津液不布，经脉失其所养所致，尚可见短气喘促等肺气不利之证。由于邪热内陷，蒸腾水液外泄，故见汗出。治以大陷胸丸攻逐水热，水热既去，心下硬满疼痛等证自可解除；津液通达，则项部亦转柔和，故曰"下之则和"。

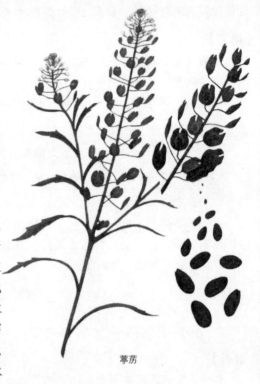

葶苈

大黄、芒硝、甘遂三药相伍，名曰大陷胸汤。今加葶苈、杏仁、白蜜而为大陷胸丸。方中大黄、芒硝、甘遂合用，相辅相成，既可攻下邪热，又能荡涤积聚之痰水，此为本方之主药。因本证之邪结病位偏高，肺气不利，故加用葶苈以泻肺，杏仁以利肺，务使肺气通利，水之上源宣达畅通，有利于高位水饮诸邪的解除。

【原文】

　　结胸证，其脉浮大者，不可下，下之则死。【132】

【解析】

　　结胸证脉当沉实有力，与心下硬满疼痛并见，方为脉证相符，治当攻下。若结胸证脉见浮大无力，则是邪实正虚，下之则正气不支，虚脱而死。

【原文】

　　结胸证悉具，烦躁者，亦死。【133】

【解析】

　　大结胸证的证候皆备，如心下硬满，按之痛，甚则从心下至少腹硬满而痛，或不大便，或舌上燥而渴，日晡小有潮热等，这反映了水热胶结，邪气盛实，病情已重。又见烦躁不安，甚则躁扰不宁，是邪结已深，正不胜邪的表现。邪盛正衰，真气散乱，攻之则正气不支，不攻则邪实不去，进退两难，预后不良。

"烦躁"有阳燥与阴躁之分。阳燥一般见于病初或三阳病，是正气抗邪的表现，阳热内盛，正邪相争激烈，可见烦躁，此时当用大陷胸汤，因势利导，泻热逐水则愈；阴躁一般见于久病正虚，精神涣散，神不守舍的危候，预后尤其凶险，如"结胸证悉具"之时，所以说"烦躁者亦死"。

【原文】

太阳病，脉浮而动数，浮则为风，数则为热，动则为痛，数则为虚，头痛发热，微盗汗出而反恶寒者，表未解也。医反下之，动数变迟，膈内拒痛，胃中空虚，客气①动膈，短气躁烦，心中懊恼，阳气②内陷，心下因硬，则为结胸，大陷胸汤主之。若不结胸，但头汗出，余处无汗，剂颈而还，小便不利，身必发黄也。大陷胸汤方：【134】

大陷胸汤方

大黄六两，去皮　芒硝一升　甘遂一钱匕

上三味，以水六升，先煮大黄取二升，去滓，内芒硝，煮一两沸，内甘遂末，温服一升，得快利止后服。

【注释】

①客气：此处指外来邪气。
②阳气：此处指表邪而言，不是指正气。

【解析】

太阳病，脉浮而动数，浮主风邪在表，数主有热，动为邪盛主痛。数虽主热，但脉浮主表，所以脉浮动数为风邪盛而表热，里无实邪，故又称"数则为虚"。"微盗汗出"则反映阳邪较盛，且有入里之势。因为寐则卫气行于里，而使里热外蒸，表气不固，则盗汗出。其证又见头痛发热，而反恶寒，说明表邪未尽入里。

表邪不解，不当下之，医反下之，导致了变证。误下后，邪气内陷，热与水结于胸膈，故脉由数而变为迟。水热阻结于胸中，气机不通，因而"膈内拒痛"。因误下而使胃中空虚，邪反趁虚而犯胸膈，故谓"胃中空虚，客气动膈"。胸为气海，邪阻则气机不利，故见短气，邪热内扰，心神不安，故其人烦躁，甚至懊恼不安。"心下硬"反映阳热内陷，与痰水相结之势已成，治宜用大陷胸汤泻热逐水。本证非结胸证悉具，是邪实而正未虚，有治疗机会。

　　热为阳邪，欲从汗出外越，但因湿遏而不得外越，故见身无汗，或"但头汗出，余处无汗，剂颈而还"。湿为阴邪，可从小便而下泄，但热湿蕴结，难以下行，故小便不利。湿热不得泄越，蕴蒸于内，身必发黄，治宜茵陈蒿汤清热利湿。

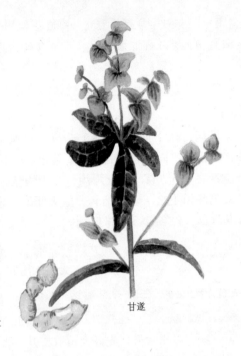

甘遂

　　大陷胸汤由大黄、芒硝、甘遂三药组成，甘遂泻水逐饮，尤善于泻胸腹之积水，大黄、芒硝泻热荡实，软坚破结。大陷胸汤为泻热逐水之峻剂，因全方泻下峻猛，且甘遂有毒，故应中病即止，不可过服。故温服后"得快利止后服"。

【原文】

　　伤寒六七日，结胸热实①，脉沉而紧，心下痛，按之石硬者，大陷胸汤主之。【135】

【注释】

①结胸热实：指结胸证的性质属热属实。

【解析】

　　本条为典型的热实结胸证。

　　伤寒六七日，虽未经误下，但治不及时，以致邪热内陷与水相结，同样称为结胸证。沉脉候里主水，紧脉为实主痛，皆是热实结胸当见之脉。患者自觉心下疼痛，触按其病位，则有"石硬"之感，即上腹部腹肌紧张坚硬。结胸主脉主证已具，是大陷胸汤的主治病症。

【原文】

　　伤寒十余日，热结在里，复往来寒热者，与大柴胡汤。但结胸无大热者，此为水结在胸胁也，但头微汗出者，大陷胸汤主之。【136】

大柴胡汤方

柴胡半斤　**枳实**四枚，炙　**生姜**五两，切　**黄芩**三两　**芍药**三两　**半夏**半升，洗　**大枣**十二枚，擘

上七味，以水一斗二升，煮取六升，去滓再煎；温服一升，日三服。一方加大黄二两，若不加，恐不名大柴胡汤。

【解析】

伤寒十余日不愈，病邪入里化热。或热结在里，已现阳明腑实。又见往来寒热，邪仍留在少阳，病属阳明热结而兼少阳不和，也即少阳阳明俱病，治当二经同治，用大柴胡汤和解少阳，泻下阳明。

或阳邪内陷，热与水互结在胸膈，而成结胸证。虽有发热现象，但无少阳往来寒热，也无阳明蒸蒸大热，而上"但头微汗出者"，周身无汗，此乃热郁水中，不能向外透越所致。治宜用大陷胸汤泻热逐水破结。

结胸证与大柴胡汤证有相似之处，本条提出鉴别。大陷胸汤证，水热结在胸胁，外无大热，胸胁硬满，疼痛剧烈。大柴胡汤证，郁热结于少阳而兼阳明燥结，往来寒热，心下痞硬。

【原文】

太阳病，重发汗，而复下之，不大便五六日，舌上燥而渴，日晡所小有潮热，从心下至少腹硬满而痛不可近者，大陷胸汤主之。【137】

【解析】

太阳病重发汗，伤其津液，而复下之，邪热内陷入里。津伤胃燥，故五六日不大便，舌上燥而渴，又见日晡所小有潮热，是阳明里实。从心下至少腹硬满而痛不可近，病变范围广，胀满疼痛严重，按之石硬，甚则痛不可近，拒绝触按，显系误下邪陷，邪热入里，与胸腹间的痰水凝结，形成大结胸证。本证是热实结胸兼阳明腑实。结胸、腑实，当从证候分析孰轻孰重，孰急孰缓。腹痛范围从心下至少腹，较之阳明腑实的绕脐痛为广，腹痛性质是硬满而痛不可近，较之阳明痞满而痛更为严重。其热型是"小有潮热"，尚不及阳明的壮盛之势。由此可见，本证结胸重而急，腑实轻而缓。

用大陷胸汤治疗，既可逐水破结，又可攻下燥热，一举两得，最为适宜。而承气汤仅能泻下阳明之燥热，却无逐水开结之能，若用于大结胸兼阳明腑实

证，虽肠胃之燥热可下，但胸腹间水饮之邪难除，故非其治也。

【原文】

小结胸病，正在心下，按之则痛，脉浮滑者，小陷胸汤主之。【138】

小陷胸汤方

黄连一两　半夏半升，洗　栝楼实大者一枚

栝楼实一枚
清热化痰

黄连一两
泻热降火，除心下之痞

半夏半升
降逆消痞，除心下之结

上三味，以水六升，先煮栝楼，取三升，去滓，内诸药，煮取二升，去滓，分温三服。

【解析】

伤寒表邪入里化热，与痰邪结于心下，按之则痛，提示本证病变部位局限，仅在心下，病势和缓。脉浮滑，浮主热，滑主痰，提示小结胸的主要病机是痰热互结。由于病位局限而病势和缓，故命名曰"小结胸"，治用小陷胸汤清热化痰开结。

小结胸与大结胸皆为热实结胸，二者邪结部位有深浅广狭之分，症状有轻重之别，病势有缓急之异，但病机大同小异，热与痰水相结所致。

小结胸汤由黄连、半夏、栝楼实三药组成，黄连泻心下热结。半夏辛温，化辛下痰饮。栝楼实甘寒滑利，既能助黄连清热泻火，又能助半夏化痰开结，同时还有润便导下的作用。三药合用，共奏辛开苦降、清热化痰开结之良方。本方药性和缓，远不如大陷胸汤峻猛，故名曰小陷胸汤。

【原文】

太阳病二三日，不能卧，但欲起，心下必结，脉微弱者，此本有寒分①也。反下之，若利止，必作结胸；未止者，四日复下之，此作协热利也。【139】

【注释】

①寒分：指水饮邪气。

【解析】

　　太阳病二三日，邪在表。不能卧、但欲起、心下必结者，以心下结满，卧则气壅而愈甚，故不能卧而欲起。心下结满，有水分、有寒分、有气分。今脉微弱，知本有寒分。寒则不可下，而医反下之，里虚寒入，必为下利不止。利止则邪气留结为结胸，利不止，到第四天又再攻下，就会引起协热利。

【原文】

　　太阳病下之，其脉促，不结胸者，此为欲解也。脉浮者，必结胸也；脉紧者，必咽痛；脉弦者，必两胁拘急；脉细数者，头痛未止；脉沉紧者，必欲呕；脉沉滑者，协热利；脉浮滑者，必下血。【140】

【解析】

　　本条论述太阳病误下后，凭脉测证的分析方法。

　　太阳病下之后，邪气传变。下后脉促者为阳盛，阳胜于阴，故不结胸，病欲解。

　　若正不胜邪，邪气内传，因体质不同而产生多种变证。下后脉浮为邪热与痰水相结而为结胸；下后脉紧，则太阳之邪传入少阴，寒邪客于咽喉而咽痛；下后脉弦，则太阳之邪传入少阳，少阳经气不利，两胁拘急；下后邪气传里，则头痛未止，脉细数为邪传里而伤气也，细为气少，数为虚热，虚热上攻故头痛未止；脉沉紧，则太阳之邪传于阳明，为里实，沉为在里，紧为里实，阳明里实，故必欲呕；脉滑则太阳之邪传于肠胃，以滑为阴气有余，知邪气入里，干于下焦也，沉为血盛气虚，是为协热利；脉浮为气盛血虚，热伤血络，必下血。

【原文】

　　病在阳，应以汗解之，反以冷水潠①之，若灌之，其热被却不得去，弥更益烦，肉上粟起②，意欲饮水，反不渴者，服文蛤散。若不差者，与五苓散。寒实结胸，无热证者，与三物小陷胸汤，白散亦可服。【141】

文蛤散方
文蛤五两

上一味为散，以沸汤和一方寸匕服，汤用五合。

白散方

桔梗三分　　巴豆一分，去皮心，熬黑研如脂　　贝母三分

上三味为散，内巴豆，更于臼中杵之，以白饮和服。强人半钱匕，羸者减之。病在膈上必吐，在膈下必利，不利进热粥一杯，利过不止，进冷粥一杯。身热皮粟不解，欲引衣自覆者，若以水潠之、洗之，益令热却不得出，当汗而不汗则烦。假令汗出已，腹中痛，与芍药三两如上法。

【注释】

①潠（xùn）：用冷水喷洒患者体表，古代退热的一种方法。
②肉上粟起：肌肤上起如粟粒状的"鸡皮疙瘩"。

【解析】

病在太阳，邪在表也，当以药发汗解表，而反以冷水潠之或灌洗，热被寒劫，外不得出，则反攻其里。更加烦热，肉上粟起，为水寒之气客于皮肤；意欲饮水者，为里有热；反不渴者，为寒在表。与文蛤散以散表中水寒之气。若不愈，是水热相搏，欲传于里，与五苓散发汗以和之。始热在表，因水寒制之，不得外泄，内攻于里，结于胸膈，心下硬痛，因水寒伏热为实，故谓之寒实结胸。无热证者，外无热，而热全部收敛于里，治宜小陷胸汤以下逐之。白散下热，故亦可攻。

文蛤散方，文蛤研粉，以沸水调和服之，可清热化痰利水。

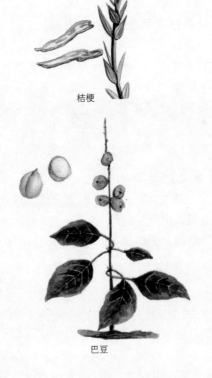

桔梗

巴豆

白散方中，巴豆辛热，攻逐寒水，泻下冷结，其作用峻猛，为主药。贝母化痰开结。桔梗开提肺气，既可散结化痰，又可载药上行，使药力作用于上部。三药合用，可将寒水痰饮一举排出体外。因其药性峻猛，故用米汤和服，既便于散剂的吞服，又能牵制巴豆之毒性。本方后介绍了服药后的反应，病在膈上者可能会呕吐，病在膈下者可能出现下利，但实际上大多是既吐且利。本方属温下寒实之剂，其性大热。如果为了加强其泻下作用，可进服热粥以助药物的辛热之性；如果下利太过，可进冷粥以抑制其辛热毒性，减轻泻下作用。无论是热粥还是冷粥，都有养胃效果。

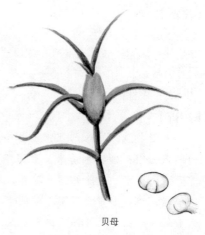

贝母

【原文】

太阳与少阳并病，头项强痛，或眩冒，时如结胸①，心下痞硬者，当刺大椎第一间，肺俞、肝俞。慎不可发汗，发汗则谵语，脉弦，五六日，谵语不止，当刺期门。【142】

【注释】

①时如结胸：有时会出现类似心下硬痛的证候。

【解析】

太阳之脉，络头下项，头项强痛为太阳表证，少阳之脉循胸络胁，如结胸心下痞硬者，为少阳里病。太阳少阳并为病，不纯在表，故头项不但强痛而或眩冒，亦未全入里，故时如结胸，心下痞硬，此邪在半表半里之间。刺大椎第一间、肺俞以泻太阳之邪，刺肝俞以泻少阳之邪。邪在表则可发汗，邪在半表半里则不可发汗。发汗则亡津液，损动胃气。少阳之邪，因干于胃，土为木刑，必发谵语。脉弦，至五六日传经尽，邪热去而谵语当止；若复不止，为少阳邪热甚也，刺期门以泻肝胆之气。

【原文】

妇人中风，发热恶寒，经水适来①，得之七八日，热除而脉迟身凉②，胸胁下满，如结胸状，谵语者，此为热入血室③也，当刺期门，随其实而泻之。【143】

【注释】

①经水适来：月经期。

②热除：热除连后面的身凉，意为邪气入内，表证解除。脉迟：脉象迟而有力，主邪有所结、气血涩滞。

③血室：多数认为当"胞宫"解。

【解析】

太阳中风，发热恶寒，表邪未解，若妇人经水不来，为表邪传里，则入腑而不入血室；因经水适来，血室空虚，至七八日邪气传里之时，更不入腑，乘虚而入于血室。热除脉迟身凉者，邪气内陷而表证罢也。胸胁下满，如结胸状，谵语者，热入血室而里实。期门者，肝之募，肝主血，刺期门者，泻血室之热。审看何经气实，更随其实而泻之。

【原文】

妇人中风，七八日，续得寒热，发作有时，经水适断①者，此为热入血室，其血必结，故使如疟状，发作有时，小柴胡汤主之。【144】

> ### 小柴胡汤
>
> 柴胡半斤　黄芩三两　人参三两　半夏半升，洗　甘草三两　生姜三两，切　大枣十二枚，擘

上七味，以水一斗二升，煮取六升，去滓，再煎取三升，温服一升，日三服。

【注释】

①经水适断：意为月经不当断而断。

【解析】

太阳中风七八日，邪气传里之时，寒热已过，复得寒热，发作有期，经水不当断而断者，此为表邪乘血室虚，入于血室，与血相搏而血结不行，经水所以断也。血气与邪相争，致寒热如疟而发作有时，治宜小柴胡汤和之，使结血散则寒热自除。

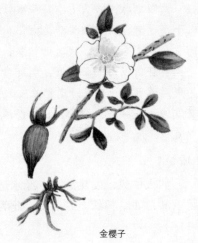

金樱子

【原文】

　　妇人伤寒，发热，经水适来，昼日明了，暮则谵语，如见鬼状者①，此为热入血室。无犯胃气及上二焦②，必自愈。【145】

【注释】

①如见鬼状：对谵语的形容。
②上二焦：指上焦和中焦。

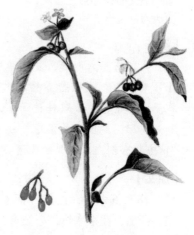

龙葵

【解析】

　　伤寒发热者，寒已成热。经水适来，则血室空虚，邪热乘虚入于血室。若昼日谵语，为邪客于腑，与阳争也；此昼日神志清楚，入夜神志昏蒙而谵语，说明邪不入腑，而是入于血室与阴争。阳盛谵语，则宜下；此热入血室，不可攻下，犯其胃气。热入血室，血结实热者，与小柴胡汤，散邪发汗；此虽热入血室，而不留结，不可汗解，犯其上焦。热入血室，胸胁满如结胸状者，可刺期门；此虽热入血室而无满结，不可刺期门，犯其中焦。必自愈者，经行则热随血去，血下则邪热尽除而愈。

　　以上三条，均论热入血室病。

【原文】

　　伤寒六七日，发热微恶寒，支节①烦疼，微呕，心下支结②。外证未去者，柴胡加桂枝汤主之。【146】

柴胡桂枝汤

桂枝去皮　**黄芩**一两半　**人参**一两半　**甘草**一两，炙　**半夏**二合半，洗　**芍药**一两半　**大枣**六枚，擘　**生姜**一两半，切　**柴胡**四两

　　上九味，以水七升，煮取三升，去滓，温服一升，本云人参汤，作如桂枝法，加半夏、柴胡、黄芩，复如柴胡法，今用人参作半剂。

【注释】

①支节：四肢关节。
②心下支结：即自觉胃脘部痞闷不舒。支，支撑，可引申为梗阻感。结，凝聚，可

②心下支结：即自觉胃脘部痞闷不舒。支，支撑，可引申为梗阻感。结，凝聚，可引申为重压感。

【解析】

太阳伤寒六七日，发热微恶寒，肢节烦疼，表邪未解。邪当传里之时，而正不容则呕。微呕是喜呕之兆，四肢关节是痞满之始，即阳微结，是半在表半在里。外证微，故取桂枝汤半，以解太阳之邪，里证微，故取柴胡汤之半，以和解少阳。此因内外俱虚，故以此轻剂和解少阳，兼以解表。柴胡桂枝汤实开"两方相合创立复方"之先河。

【原文】

伤寒五六日，已发汗而复下之，胸胁满，微结①，小便不利，渴而不呕，但头汗出，往来寒热，心烦者，此为未解也，柴胡桂枝干姜汤主之。【147】

柴胡桂枝干姜汤方

柴胡半斤　桂枝三两，去皮　干姜二两　栝楼根四两　黄芩三两　牡蛎二两，熬　甘草二两，炙

上七味，以水一斗二升，煮取六升，去滓，再煎取三升，温服一升，日三服。初服微烦，复服汗出便愈。

【注释】

①微结：点出了病的性质，气郁水结。微，指邪热不甚。

【解析】

伤寒五六日，经汗下后，则表邪当解。胸胁满微结，寒热心烦者，邪在半表半里之间，为未解也。小便不利而渴者，汗下后，亡津液内燥之故。若热耗津液，令小便不利而渴者，其人必呕，今渴而不呕，知非里热也。伤寒汗出则和，今但头汗出而余处无汗者，津液不足而阳虚于上也。治宜解表里之邪，复津液而助阳，用柴胡桂枝干姜汤。

方为小柴胡汤加减而成。必烦不呕而渴，故去人参、半夏加栝楼根。胸胁满而微结，故去大枣加牡蛎。虽渴而表未解，故不用人参而加桂枝。以干姜易生姜，散胸胁之满结也。初服烦即微者，黄芩、栝楼之效，继服汗出周身而愈，干姜、桂枝之功也。

【原文】

伤寒五六日，头汗出，微恶寒，手足冷，心下满，口不欲食，大便硬，脉细者，此为阳微结①，必有表复有里也。脉沉，亦在里也，汗出为阳微，假令纯阴结②，不得复有外证，悉入在里，此为半在里半在外也，脉虽沉紧，不得为少阴病。所以然者，阴不得有汗，今头汗出，故知非少阴也，可与小柴胡汤。设不了了者，得屎而解。【148】

【注释】

①阳微结：热在里而大便秘结，称"阳结"。外邪未完全入里，热结轻浅者，称"阳微结"。

②纯阴结：阳虚阴寒结聚而大便秘结，称"阴结"。没有兼夹表证的阴结，称"纯阴结"。

【解析】

伤寒五六日，邪当传里之时，头汗出，微恶寒者，表邪未解。手足冷，心下满，口不欲食，大便硬，脉细者，邪结于里也。大便硬为阳结，此邪热虽传于里，然以外带表邪，则热结尚浅，故曰"阳微结"。未纯在里亦不纯在表，故曰"必有表复有里也"。脉沉虽为在里，若纯阴结，则更无头汗恶寒之表证。诸阴脉皆至颈胸中还，不上循头，今头汗出，知非少阴也。与小柴胡汤，以除半表半里之邪。若服汤后，大便不通，患者感觉不适，此为胃气未和，只需微通其大便，腑气通则愈，故云"得屎而解"。

同为大便秘结，且有纯阴结与阳微结之分，意在示人审证求因，审因论治。

【原文】

伤寒五六日，呕而发热者，柴胡汤证具，而以他药下之，柴胡证仍在者，复与柴胡汤。此虽已下之，不为逆，必蒸蒸而振，却发热汗出而解。若心下满而硬痛者，此为结胸也，大陷胸汤主之；但满而不痛者，此为痞①，柴胡不中与之，宜半夏泻心汤。【149】

半夏泻心汤方

半夏半升，洗　黄芩　干姜　人参　甘草炙，各三两　黄连一两　大枣十二枚，擘

上七味，以水一斗，煮取六升，去滓，再煎取三升，温服一升，日三服。

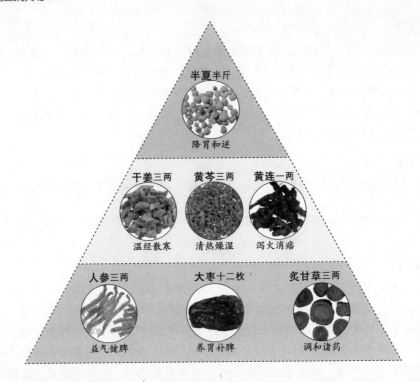

半夏半斤
降胃和逆

干姜三两
温经散寒

黄芩三两
清热燥湿

黄连一两
泻火消痞

人参三两
益气健脾

大枣十二枚
养胃补脾

炙甘草三两
调和诸药

【注释】

①痞：痞证，证候名。心下（脾胃）窒塞不通所致。

【解析】

　　伤寒五六日，外邪未解，呕而发热，邪在半表半里之证，是为柴胡汤证具。以他药下之，柴胡汤证不罢者不为逆，却与柴胡汤则愈。此虽已下之，不为逆也。蒸蒸而振者，气内作而与邪争，胜则发热汗出而邪解也。若无柴胡汤证而心下满而硬痛者，则为结胸，与大陷胸汤以下其结；阴邪传里者，则留于心下为痞，以心下为阴受气之分，与半夏泻心汤以通其痞。皆不能再与柴胡汤。

　　半夏泻心汤开辟了治疗脾胃寒热错杂，气机痞塞之先。半夏和胃降逆，干姜温中散寒，黄芩、黄连苦寒泻热，人参、甘草、大枣益气补中，诸药相合，共奏辛开苦降之功。

【原文】

　　太阳少阳并病，而反下之，成结胸，心下硬，下利不止，水浆不下①，其人心烦②。【150】

【注释】

①水浆不下：指食欲极度缺乏。

②心烦：代指正虚邪实，正不胜邪的病机。

【解析】

太阳与少阳并病，邪气在半表半里，治宜用柴胡桂枝汤双解两经之邪，今反用下法，二经之邪乘虚而入。太阳表邪入里，结于胸中为结胸，心下硬；少阳里邪，乘虚下干肠胃，遂利不止。若邪结阴分则饮食如故，而为脏结；此为阳邪内结，故食欲极差而心烦。

【原文】

脉浮而紧，而复下之，紧反入里①，则作痞。按之自濡②，但气痞③耳。【151】

【注释】

①紧反入里：指表邪入里。

②濡：柔软。

③气痞：气机窒塞不通。

【解析】

本条再言痞证的病因、病机以及证候特点。

脉浮而紧，代指太阳表证，治当发汗解表。浮为伤阳，紧为伤阴，而反下之，若浮入里，为阳邪入里，则作结胸；紧反入里，为阴邪入里，则作痞。但结胸心下硬满而按之痛，痞则按之柔软而不硬不痛。因阳邪内陷，止于胃中，与水谷相结，则成结胸，结胸为实，按之硬痛；阴邪内陷，止于胃外，与气液相结，则为痞，痞病为虚，按之柔软。

【原文】

太阳中风，下利，呕逆，表解者，乃可攻之。其人漐漐汗出，发作有时。头痛，心下痞，硬满，引胁下痛，干呕，短气，汗出，不恶寒者，此表解里未和也，十枣汤主之。【152】

十枣汤方

芫花熬　甘遂　大戟　大枣十枚，擘

上四味，等分，各别捣为散。以水一升半，先煮大枣肥者十枚，取八合，去滓，内药末，强人服一钱匕，羸人服半钱，温服之，平旦服①。若下少，病不除者，明日更服，加半钱，得快下利后，糜粥自养。

【注释】

①平旦：清晨。

【解析】

本条讲述外感风寒，内有悬饮之证的证治。

太阳中风，下利呕逆，饮之上攻而复下注也，必先解风邪，后攻其饮。若其人汗出，而不恶寒，为表已解。心下痞硬满，引胁下痛，干呕短气，为里未和，虽头痛但既不恶寒，又不发热，知非风邪在表，而是饮气上攻，治宜十枣汤下气逐饮。

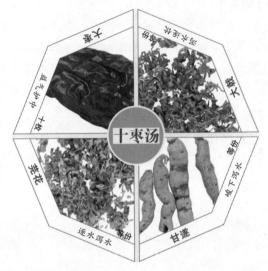

方中芫花之辛以散饮，甘遂、大戟之苦以泄水。肾主水，脾味甘。大枣之甘者益土而胜水。十枣汤为治疗悬饮的代表方。

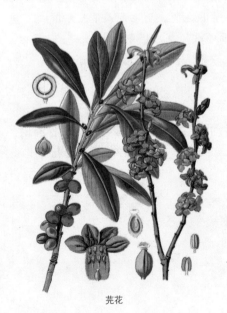

芫花

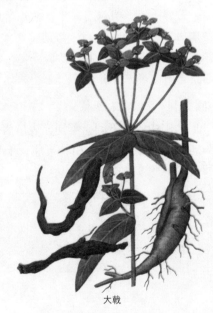

大戟

【原文】

太阳病，医发汗，遂发热恶寒，因复下之，心下痞，表里俱虚，阴阳气并竭，无阳则阴独，复加烧针，因胸烦，面色青黄①，肤眲者②，难治；今色微黄，手足温者，易愈。【153】

【注释】

①面色青黄：青为肝之本色，黄为脾之本色。脾病见青色，为色克病，乃凶中之逆；肝病见黄色，为病克色，乃凶中之顺，皆属逆证，故曰难治。

②肤眲：皮肤跳动、震颤，主肝风内动。

【解析】

太阳病，治当发汗解表，今发汗，遂发热恶寒，外虚阳气，邪复不除也。因复用攻下法，又虚其里，表中虚，邪内陷，传于心下为痞。发汗表虚为竭阳，攻下里虚为竭阴。表证罢为无阳，里有痞为阴独。又用烧针法治疗，虚不胜火，火气内攻，导致胸烦。伤寒之病，以阳为主，其人面色青，肌肉跳动震颤者，阳气大虚，故云难治。若面色微黄，手足温者，即阳气得复，故云易愈。

【原文】

心下痞，按之濡，其脉关上浮①者，大黄黄连泻心汤主之。【154】

大黄黄连泻心汤方

大黄二两　黄连一两

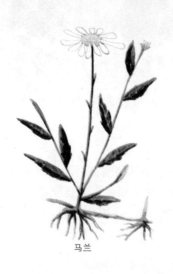

马兰

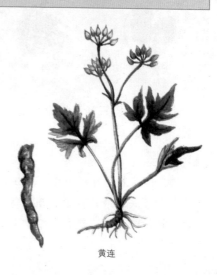

黄连

上二味，以麻沸汤②二升渍之，须臾绞去滓，分温再服。臣亿等看详：大黄黄连泻心汤，诸本皆二味，又后附子泻心汤，用大黄、黄连、黄芩、附子，恐是前方中亦有黄芩，后但加附子也，故后云附子泻心汤。本云加附子也。

【注释】

①脉关上浮：浮，泛指阳脉。即关脉滑数有力，主胃热。

②麻沸汤：滚沸的水。

【解析】

心下硬，按之痛，关脉沉者，实热也；心下痞，按之濡，其脉关上浮者，虚热也。治宜大黄黄连汤以导其虚热。

大黄黄连泻心汤证实属胃热气滞证，临床表现除心下痞、脉滑数外，尚有心烦、口渴、口臭、舌苔黄等。方中大黄泻热和胃，黄连清胃厚肠，黄芩泻火解毒，诸苦寒之药迭用，用滚开的热水浸泡片刻，去渣即饮，取其苦寒之泻热消痞。

【原文】

心下痞，而复恶寒、汗出者，附子泻心汤主之。【155】

附子泻心汤方

大黄二两　黄连一两　黄芩一两　附子一枚，炮，去皮，破，别煮取汁

大黄二两 清泻邪热　黄连一两 清热消痞　黄芩一两 清热燥湿　附子一枚 辛热醇厚

上四味，切三味，以麻沸汤二升渍之，须臾绞去滓，内附子汁，分温再服。

【解析】

心下痞而兼见恶寒、汗出，由于没有发热，故患者恶寒、汗出非太阳表证，而是肾阳不足，表阳虚衰，肌肤失温则恶寒，阳不摄阴则汗出。阳虚之恶寒、汗出，用附子治之；热邪痞结于中焦，用大黄、黄连、黄芩三药除之。故治用

附子泻心汤清热消痞，扶阳固表。

方中大黄、黄连、黄芩三药，开水浸泡，取其寒凉之气，以清中焦之热而消痞。附子辛热，单煮取其浓汁，温肾阳以助表阳。四药配伍，共奏泻热消痞，扶阳固表之功。

【原文】

本以下之①，故心下痞，与泻心汤。痞不解，其人渴而口燥烦②，小便不利者，五苓散主之。【156】

【注释】

①本以下之：说明心下痞因于泻下。本以，源于。
②口燥烦：口干特甚。烦，作"甚"解。

【解析】

本来因下后成痞，当与泻心汤除之。若服之痞不解，其人渴而口燥烦，小便不利者，此非痞也，乃热邪与水蓄而不行也，治以五苓散散水泄热，使小便利则痞与烦渴俱止。

心下痞有热痞与水痞之分，热痞因于邪热窒塞中焦气机；水痞源于下蓄之水上逆，阻遏中焦气机。水痞虽然表现在中，但病根在下，故用泻心汤不效，用五苓散为治本之法。

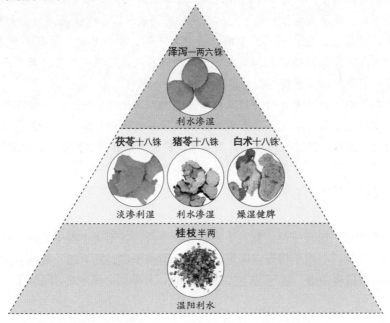

泽泻一两六铢
利水渗湿

茯苓十八铢　猪苓十八铢　白术十八铢
淡渗利湿　利水渗湿　燥湿健脾

桂枝半两
温阳利水

【原文】

伤寒汗出，解之后，胃中不和，心下痞硬①，干噫，食臭②，胁下有水气，腹中雷鸣③下利者，生姜泻心汤主之。【157】

生姜泻心汤

生姜四两，切　**甘草**三两，炙　**人参**三两　**干姜**一两　**黄芩**三两　**半夏**半升，洗　**黄连**一两　**大枣**十二枚，擘

上八味，以水一斗，煮取六升，去滓，再煎取三升，温服一升，日三服。附子泻心汤，本云加附子。半夏泻心汤、甘草泻心汤，同体别名耳。生姜泻心汤，本云理中人参黄芩汤，去桂枝、术，加黄连并泻肝法。

【注释】

①痞硬：指按腹部，腹肌有紧张感，但按之不痛。
②干噫（yī），食臭：嗳气中有食物的气味。干噫，嗳气。食臭，食物气味。
③腹中雷鸣：指肠鸣剧烈。

【解析】

本证虽非误下，乃是发汗病解之后，表邪已退，但以胃气未振，心下痞硬，为中气不足，斡旋失司，枢机不利，气机痞塞的表现。干噫食臭，为饮食停滞，胃热气逆的特征。腹中雷鸣，下利，是脾寒不运，水饮不化，脾气不升所致。胁下有水气。腹部肠鸣剧烈，是水邪下浸肠道所致。证属中气虚，复受水邪干扰而成心下痞。治用生姜泻心汤和胃降逆，散水消痞。

生姜泻心汤由半夏泻心汤减二两干姜，加四两生姜而成。二方组方原则相同，皆属辛开苦降甘调之法。生姜泻心汤证因胃气不和且有水气，故本方重用生姜为君，生姜气薄，性辛温，功偏宣散，能降逆健胃，干姜辛热，功兼内守。生姜、半夏、黄芩、黄连合用，辛开苦降以和胃气；干姜、人参、大枣、甘草合用，扶中温脾以补中虚。脾升胃降，斡旋复常，其痞自消。

【原文】

伤寒中风，医反下之，其人下利，日数十行，谷不化，腹中雷鸣，心下痞硬而满，干呕，心烦不得安。医见心下痞，谓病不尽，复下之，其痞益甚。此非结热，但以胃中虚，客气①上逆，故使硬也，甘草泻心汤主之。【158】

甘草泻心汤

甘草四两,炙　**黄芩**三两　**干姜**三两　**半夏**半升,洗　**大枣**十二枚,擘　**黄连**一两

上六味,以水一斗,煮取六升,去滓,再煎取三升,温服一升,日三服。

臣亿等谨按:上生姜泻心汤法,本云理中人参黄芩汤,今详泻心以疗痞,痞气因发阴而生,是半夏、生姜、甘草泻心三方,皆本于理中也,其方必各有人参。今甘草泻心汤中无者,脱落之也。又按《千金》并《外台秘要》,治伤寒(蜃)食用此方,皆有人参,知脱落无疑。

【注释】

①客气:胃之虚气。

【解析】

第 157 条是汗解后水气下攻证,本条是误下后客气上逆证,都是胃虚而稍有分别矣。第 157 条腹鸣下利,胃中犹寒热各半,故云不和。本条腹鸣而完谷不化,日数十行,则痞为虚痞,硬为虚硬,满为虚满。第 157 条因水气下趋,故无烦满。本条虚邪逆上,故心烦满。心下痞硬,干呕心烦,不得安者,胃中空虚,客气上逆也。与泻心汤以攻表,加甘草以补虚。前以汗后胃虚,是外伤阳气,故加生姜,此以下后胃虚,是内损阴气,故加甘草。

生姜泻心汤与甘草泻心汤二方,虽同为治痞之剂,生姜泻心汤意在胃中不和,故主生姜以和胃,甘草泻心汤意在下利不止,与客气上逆,故不用人参之增气,而须用甘草以安中。

【原文】

伤寒服汤药,下利不止,心下痞硬,服泻心汤已,复以他药下之,利不止,医以理中与之,利益甚。理中者,理中焦①,此利在下焦②,赤石脂禹余粮汤主之。复利不止者,当利其小便。【159】

赤石脂禹余粮汤方

赤石脂一斤,碎　**太一禹余粮**一斤,碎

上二味,以水六升,煮取二升,去滓,分温三服。

【注释】

①理中焦：治疗中焦虚寒。

②利在下焦：肾气不固，不能约束二便而下利不止。下焦，代指肾气。

【解析】

伤寒服汤药攻下后，利不止，而心下痞硬者，气虚而客气上逆也，与泻心汤攻之则痞已，医复以他药攻下，以虚益虚，邪气虽去，下焦不约，致利不止也。故不宜用人参、白术、姜、甘草之安中，治宜赤石脂、禹余粮之固下也。乃服之而利犹不止，则是下焦分注之所浊清不别故也，故当利其小便。

【原文】

伤寒吐下后发汗，虚烦，脉甚微。八九日，心下痞硬，胁下痛，气上冲咽喉①，眩冒，经脉动惕②者，久而成痿③。【160】

【注释】

①气上冲咽喉：指咽喉部梗阻不舒。

②经脉动惕：经脉震颤、抖动。

③痿：证候名，肢体痿弱，无力运动。

【解析】

伤寒吐下后，发汗，津液叠伤，邪气陷入，则为虚烦。虚烦者，正不足而邪扰之，为烦心神不宁也。至八九日，正气复，邪气退，则愈。乃反心下痞硬，胁下痛，气上冲咽喉，眩冒者，为邪气搏饮内聚而上逆也。内聚者，不能四布，上逆者，无以遽下。经脉动惕者，经络之气虚极，久则热气还经，必成痿弱。

【原文】

伤寒发汗，若吐若下，解后，心下痞硬，噫气不除者，旋复代赭石汤主之。【161】

旋覆代赭汤方

旋覆花三两　人参二两　生姜五两,切　代赭一两　甘草三两,炙　半夏半升,洗　大枣十二枚,擘

上七味，以水一斗，煮取六升，去滓，再煎取三升，温服一升，日三服。

【解析】

　　伤寒发汗，或吐或下，邪气则解，而心下痞硬，噫气不除者，胃气弱而未和，痰气动而上逆也。治当以旋覆代赭汤降虚气而和胃。

　　方中旋覆花咸温，行水下气。代赭味苦质重，能坠痰降气。半夏、生姜辛温，人参、大枣、甘草甘温，诸药合用，和胃气而止虚逆也。

【原文】

　　下后，不可更行桂枝汤。若汗出而喘，无大热者，可与麻黄杏子甘草石膏汤。【162】

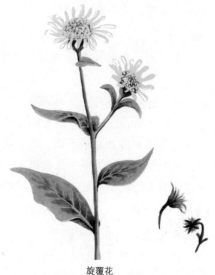

旋覆花

麻黄杏子甘草石膏汤方

麻黄四两　　**杏仁**五十个，去皮尖　　**甘草**二两，炙　　**石膏**半斤，碎，绵裹

　　上四味，以水七升，先煮麻黄，减二升，去白沫，内诸药，煮取三升，去滓，温服一升。本云黄耳杯。

【解析】

　　本条与第63条"发汗后，不可更行桂枝汤"，汗、下虽不同，然不当损正气则一，邪气所传相同，故其治亦同。

【原文】

　　太阳病，外证未除而数下之，遂协热而利。利下不止，心下痞硬，表里不解者，桂枝人参汤主之。【163】

桂枝人参汤方

桂枝四两，别切　　**甘草**四两，炙　　**白术**三两　　**人参**三两　　**干姜**三两

　　上五味，以水九升，先煮四味，取五升，内桂，更煮取三升，去滓，温服

一升，日再，夜一服。

【解析】

太阳病，表邪未解，而数次攻下，出现协热而利，利下不止，心下痞硬，这是由于脾胃阳气损伤，虚寒内生，运化失职，升降失常所致。清阳不升，故下利不止；浊阴不降，气机滞塞，故心下痞硬。太阳表证仍然存在，里有虚寒下利而不缓解。治宜温中解表，表里同治，用桂枝人参汤。

方由人参汤加桂枝而成。人参汤有温中散寒止利之功效，加桂枝以解表散寒，同时协助人参汤温中焦之阳。由于此证以里虚寒为主，故人参汤四物先煮，桂枝为解表而设，故桂枝后下，以充分发挥其辛温发散之力。

【原文】

伤寒大下后，复发汗，心下痞，恶寒者，表未解也，不可攻痞，当先解表，表解乃可攻痞。解表宜桂枝汤，攻痞宜大黄黄连泻心汤。【164】

【解析】

大下复汗，正虚邪入，心下则痞，是误下后里证，恶寒者，是表证未解。里实表虚，内外俱病，皆因汗、下倒施所致。表里交持，仍当遵循先表后里，先汗后下正法。故治当先以桂枝汤解其表，而后以大黄黄连泻心汤攻其痞。

仲景治有表里证，有双解表里者，有只解表而里自和者，有只和里而表自解者，先救里后救表，先解表后攻里，遂成五法。

【原文】

伤寒发热，汗出不解，心下痞硬，呕吐而下利者，大柴胡汤主之。【165】

【解析】

伤寒发热，寒已成热也。汗出不解，是表和而里病。吐利，心腹濡软为里虚；呕吐而下利，心下痞硬者，是里实也。治当与大柴胡汤下里热。

【原文】

病如桂枝证，头不痛，项不强，寸脉微浮，胸中痞硬，气上冲咽喉，不得息者，此为胸有寒也，当吐之，宜瓜蒂散。【166】

瓜蒂散方

瓜蒂一分，熬黄　　**赤小豆**一分

瓜蒂一分
极苦而寒

赤小豆一分
味酸性平

香豉一合
宣解胸中邪气

上二味，各别捣筛，为散已，合治之，取一钱匕。以香豉一合，用热汤七合，煮作稀糜，去滓，取汁和散，温顿服之。不吐者，少少加，得快吐乃止。诸亡血虚家，不可与瓜蒂散。

【解析】

病如桂枝汤证，表现为发热、汗出、恶风，邪在表。若患者头痛、项强，为桂枝汤证具，今头不痛，项不强，则邪不在表而传里也。浮为在表，沉为在里。今寸脉微浮，则邪不在表，亦不在里，而在胸中。胸中与表相应，何以知邪在胸中？犹如桂枝汤证而寸脉微浮也。以胸中痞硬，气上冲咽喉而不得息，知寒邪客于胸中而不在表。胸中满者，吐之则愈，与瓜蒂散，以吐胸中之邪。

瓜蒂散方是涌吐剂的代表方。将赤小豆、瓜蒂研末后混合，豆豉煮成糜粥，去渣后与前混合物温顿服，以因势利导，涌吐痰食。若不吐，稍增剂量；若快吐，停药。体质弱者，禁用此法。

【原文】

病胁下素有痞①，连在脐傍，痛引少腹，入阴筋②者，此名脏结，死。【167】

【注释】

①痞：此处作"肿块"解。
②阴筋：指外生殖器。

【解析】

脏结有如结胸者，亦有如痞状者。素有痞而在胁下，与下后而心下痞不同。脐为立命之源，脐傍者，天枢之位，气交之际，阳明脉之所和，少阳脉之所出，肝脾肾三脏之阴凝结于此，所以痛引小腹入阴筋也，则其邪深且久矣，攻之不去，补之无益，虽不猝死，亦无愈期矣，故曰死。

【原文】

伤寒，若吐、若下后，七八日不解，热结在里，表里俱热，时时恶风，大渴，舌上干燥而烦，欲饮水数升者，白虎加人参汤主之。【168】

白虎加人参汤

知母六两　**石膏**一斤，碎　**甘草**二两，炙　**人参**二两　**粳米**六合

上五味，以水一斗，煮米熟汤成，去滓，温服一升，日三服。此方立夏后，立秋前乃可服，立秋后不可服。正月二月三月尚凛冷，亦不可与服之，与之则呕利而腹痛。诸亡血虚家亦不可与，得之则腹痛利者，但可温之，当愈。

【解析】

伤寒若吐若下后，至七八日不解，而烦渴转增者，为邪气去太阳之经，入阳明之腑。阳明经为表，而腑为里，故曰热结在里。腑中之热，自内而外，为表里俱热。热盛于内，阴反居外，表现为时时恶风。胃为津液之源，热盛而涸，则舌上干燥，欲饮水数升言其渴之甚。与白虎加人参汤，散热生津。

心烦伴口渴是热盛的标志，大渴加舌燥是津伤的表现，烦渴舌燥白虎加人参证的辨证要点。

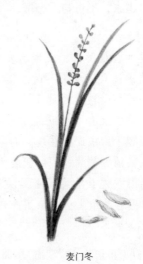

麦门冬

【原文】

伤寒无大热，口燥渴，心烦，背微恶寒者，白虎加人参汤主之。【169】

【解析】

外感病，热盛于里，而体表之热不明显，是为无大热。口燥渴，心烦，里热极盛也。背微恶寒，意同于时时恶风。为太阳经邪传入阳明胃腑，熏蒸焦膈之证，故治以彻热而生津，方用白虎加人参汤。

【原文】

伤寒脉浮，发热无汗，其表不解者，不可与白虎汤。渴欲饮水，无表证者，白虎加人参汤主之。【170】

【解析】

伤寒脉浮，发热无汗，其表不解，不渴者宜麻黄汤，渴者宜五苓散，非白

虎汤所宜。大渴欲水，无表证者，方可与白虎加人参汤，以散里热。

第 168 条、第 169 条既着白虎汤之用，本条复示白虎汤之戒，谓邪气虽入阳明之腑，而脉证犹带太阳之经者，则不可与白虎汤。"渴欲饮水，无表证者"才可与白虎汤加人参汤。

【原文】

太阳少阳并病，心下硬，颈项强而眩者，当刺大椎、肺俞、肝俞，慎勿下之。【171】

【解析】

太阳之脉，其直者，从巅入络脑，还出别下项，少阳之脉，起目锐眦，上抵头角，其内行者，由缺盆下胸中贯膈，络肝属胆。故头项强痛者，太阳之邪未罢；或眩冒，时如结胸，心下痞硬者，少阳之邪方胜也。大椎在脊骨第一节上，刺之所以泻太阳邪气，而除颈项之强痛；肺俞在脊骨第三节下两旁，肝俞在脊骨第九节下两旁，刺之所以泻少阳邪气，而除眩冒、时如结胸及心下之痞硬。慎不可发汗以亡胃液，津液亡则胃燥，必发谵语，且恐少阳之邪得负，亦如阳明与少阳合病为失也，故当刺期门，以泻少阳之邪。亦慎勿下之，以虚其胃，胃虚邪陷，必作结胸。如第 150 条所言"太阳少阳并病，而反下之，成结胸"。

【原文】

太阳与少阳合病，自下利者，与黄芩汤；若呕者，黄芩加半夏生姜汤主之。【172】

黄芩汤方

黄芩三两　芍药二两　甘草二两，炙　大枣十二枚，擘

上四味，以水一斗，煮取三升，去滓，温服一升，日再，夜一服。若呕者，加半夏半升，生姜三两。

黄芩加半夏生姜汤方

黄芩三两　芍药二两　甘草二两，炙　大枣十二枚，擘　半夏半升，洗　生姜一两半，一方三两，切

上六味，以水一斗，煮取三升，去滓，温服一升，日再，夜一服。

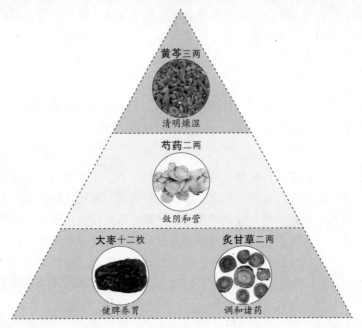

黄芩三两
清明燥湿

芍药二两
敛阴和营

大枣十二枚
健脾养胃

炙甘草二两
调和诸药

【解析】

两阳合病，阳盛阴虚，阳气下陷入阴中，故自下利。太阳与阳明合病，自下利为在表，当与葛根汤发汗。阳明与少阳合病，自下利为在里，可与承气汤下之。此太阳少阳合病，自下利为半表半里，非汗下所宜，故与黄芩汤以和解半表半里之邪。呕者胃气逆也，故加半夏、生姜以散逆气。

黄芩汤酸苦通泄，黄芩味苦，可以清里热。肠胃得热而不固，芍药之酸，甘草之甘，可以固之。

【原文】

伤寒胸中有热，胃中有邪气，腹中痛，欲呕吐者，黄连汤主之。【173】

黄连汤方

黄连　甘草炙　干姜　桂枝去皮，各三两　人参二两　半夏半升，洗　大枣十二枚，擘

上七味，以水一斗，煮取六升，去滓，温服，日三服，夜二服。疑非仲景方。

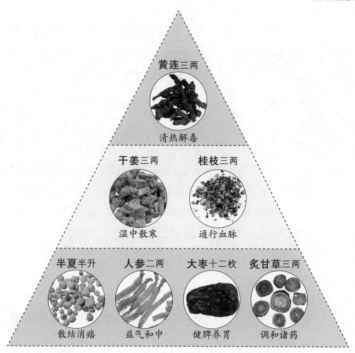

黄连三两
清热解毒

干姜三两
温中散寒

桂枝三两
通行血脉

半夏半升
散结消痞

人参二两
益气和中

大枣十二枚
健脾养胃

炙甘草三两
调和诸药

【解析】

此热不发于表而在胸中，是未伤寒前所蓄之热，胃中邪气即寒气，夫阳受气于胸中，胸中有热，上形头面，故寒邪从胁入胃。胃中寒邪阻隔，胸中之热不得降，故上炎作呕；胃脘之阳不外散，故腹中痛也。热不在表，故不发热；寒不在表，故不恶寒。胸中为里之表，腹中为里之里。此病在焦腑之半表里，非形躯之半表里。往来寒热者，此邪由面颊入经，病在形身之半表里。治宜黄连汤。

上热者，泄之以苦，黄连味苦，可降阳。下寒者，散之以辛，桂枝、姜、半夏以生阴，脾欲缓，急食甘以缓之，人参、甘草、大枣之甘以益胃。

【原文】

伤寒八九日，风湿相搏，身体疼烦①，不能自转侧，不呕不渴，脉浮虚而涩者，桂枝附子汤主之。若其人大便硬，小便自利者，去桂枝加白术汤主之。【174】

桂枝附子汤方

桂枝四两，去皮 附子三枚，炮，去皮，破 生姜三两，切 甘草二两，炙 大枣十二枚，擘

上五味，以水六升，煮取二升，去滓，分温三服。

去桂加白术汤方

附子三枚，炮，去皮，破　　**白术**四两　　**生姜**三两，切　　**甘草**二两，炙　　**大枣**十二枚，擘

上五味，以水六升，煮取二升，去滓，分温三服。初一服，其人身如痹，半日许复服之，三服都尽，其人如冒状②，勿怪③，此以附子、术，并走皮内，逐水气未得除，故使之耳，法当加桂四两。此本一方二法，以大便硬，小便自利，去桂也；以大便不硬，小便不利，当加桂，附子三枚恐多也，虚弱家及产妇，宜减服之。

【注释】

①疼烦：疼痛剧烈。烦，剧也。

②如冒状：头晕目眩。

③初一服……勿怪：是服用大剂量附子后药性发作的毒副作用，应重视。

【解析】

伤寒八九日，而身疼不除，至不能转侧，知不独寒邪为患，乃风与湿相结成疾矣。不呕不渴，里无热也。脉浮虚而涩，风湿外持，而卫阳不振也。故与桂枝汤去芍药加附子，以振阳气而抵抗阴邪。若大便硬，小便自利，知患者在表之阳虽弱，而在里之气自和，则皮中之湿，所当驱之于里，使从水道而出，不必更出之表，以危久弱之阳，故与桂枝附子汤去桂枝加白术，于以并走皮中，而逐水气，此避虚就实之法。

【原文】

风湿相搏，骨节烦疼，掣痛①，不得屈伸，近之②则痛剧，汗出短气，小便不利，恶风不欲去衣，或身微肿者，甘草附子汤主之。【175】

甘草附子汤方

甘草二两，炙　　**附子**二枚，炮，去皮，破　　**白术**二两　　**桂枝**四两，去皮

上四味，以水六升，煮取三升，去滓，温服一升，日三服。初服得微汗则解。能食，汗止复烦者，将服五合，恐一升多者，宜服六七合为始。

【注释】

①掣痛：牵制肢体时患处疼痛。

②近之：碰到痛处，按压。

【解析】

风则伤卫，湿流关节，风湿相搏，两邪乱经，故骨节烦疼，掣痛，不得屈伸，按之则疼痛加剧。风胜则卫气不固，汗出，短气，恶风不欲去衣，为风在表，本当从汗而解，而汗出表虚者，不宜重发汗；湿胜则水气不行，小便不利，或身微肿，为湿外搏。此为湿盛阳微之证，治宜甘草附子汤散湿固卫气。

方中桂枝、甘草之辛甘，发散风邪而固卫；附子、白术之辛甘，解湿气而温经。

【原文】

伤寒脉浮滑，此表有热，里有寒，白虎汤主之。【176】

白虎汤方

知母六两　　**石膏**一斤，碎　　**甘草**二两，炙　　**粳米**六合

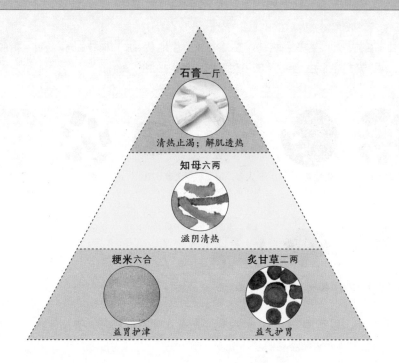

石膏一斤
清热止渴；解肌透热

知母六两
滋阴清热

粳米六合
益胃护津

炙甘草二两
益气护胃

上四味，以水一斗，煮米熟汤成，去滓，温服一升，日三服。

臣亿等谨按：前篇云，热结在里，表里俱热者，白虎汤主之。又云其表不解，不可与白虎汤。此云脉浮滑，表有热，里有寒者，必表里字差矣。又阳明一证云，脉浮迟，表热里寒，四逆汤主之。又少阴一证云，里寒外热，通脉四逆汤主之，以此表里自差明矣。《千金翼》云白通汤，非也。

【解析】

本条文详于脉而略于证，"脉浮滑"既言脉象，又寓病机。浮为在表，滑为在里。脉浮而滑为阳，阳主热。既然无形燥热充斥内外，身热等证就不言自明。旧本作里有寒者误。此虽表里并言，而重在里热。治宜辛寒清热，用白虎汤。

白虎汤证被称为阳明热证，或阳明经证，是阳明病的主要证型之一。方中石膏辛寒清热，知母泻火滋燥，两药合用，清胃热而滋胃燥。甘草、粳米益气和中以免寒凉伤胃。白虎汤用辛寒与苦寒质润药物配伍，清热润燥。寒凉药物配伍甘缓养胃之品，清热而无伤中之弊，是清解燥热的良方。

【原文】

伤寒脉结代①，心动悸②，炙甘草汤主之。【177】

炙甘草汤方

甘草四两，炙　生姜三两，切　人参二两　生地黄一斤　桂枝三两，去皮　阿胶二两　麦门冬半升，去心　麻子仁半升　大枣十二枚，擘

炙甘草四两
益气健脾

生地黄一斤
养血补心

人参二两
健脾益气养心

大枣十二枚
补脾益气

阿胶二两
补血滋阴

麦门冬半升
养阴润肺

麻子仁半升
养血益阴

桂枝三两
通行血脉

生姜三两
温阳通脉

上九味，以清酒③七升，水八升，先煮八味，取三升，去滓，内胶烊消尽，

温服一升，日三服，一名复脉汤。

【注释】

①脉结代：结脉、代脉各有特征，一般不能并见，其所以并言，即指脉动有歇止。

②心动悸：心悸怔忡。

③清酒：米酒。

【解析】

　　太阳伤寒，脉结代，是脉律不整，有歇止，这是阴阳气血两虚，血脉不充，脉道不续所致。心动悸，言心悸之严重，其悸动发作的时候，衣服亦随之而动，这是阴阳气血两虚，心失所养所致。治用炙甘草汤滋阴养血，通阳复脉。

　　方中炙甘草补中益气，畅经脉，行气血。人参、大枣配合甘草补益中焦，以壮气血化生之源。生地黄、阿胶、麦门冬、麻子仁，诸多养阴药合用，滋心阴、养心血。桂枝、生姜通阳气、行血脉。在诸滋阴养血药之中，加用二味阳药，以促使滋阴养血药物的吸收和运化。本方用米酒与水煮药，米酒可以养血通经，方中诸多养血滋阴之品，多有腻膈滞胃的副作用，用米酒煮药，可行药滞。本方甘寒养阴，辛温助阳，阴阳气血两补，滋阴养血而不凝滞，通阳行血而不伤阴，阴阳气血复原，阳通脉复，故脉结代、心动悸之证可缓解。

【原文】

　　脉按之来缓，而时一止复来者，名曰结。又脉来动①而中止，更来小数，中有还者反动②，名曰结，阴③也；脉来动而中止，不能自还④，因而复动，名曰代，阴也，得此脉者，必难治。【178】

【注释】

①动：脉搏跳动。

②中有还者反动：止中有动。

③阴：结脉、代脉所主之证为阳虚阴盛、气血不足之阴证，故为阴也。

④不能自还：歇止时间较长，止中无动。

【解析】

　　脉来数，时一止复来者，名曰促。脉来缓，时一止复来者，名曰结。结者，邪气结滞，而脉之行不利也。阴阳相搏而脉动，伤寒见此，是形冷恶寒，三焦皆伤矣。况动中见止，更来小数，止是邪气留结，名曰结阴；若动而中止，不能自还，因其呼吸，阴阳相引复动者，是真气衰极，名曰代阴，难治之脉。

◎辨阳明病脉证并治◎

【原文】

问曰：病有太阳阳明，有正阳阳明，有少阳阳明，何谓也？答曰：太阳阳明者，脾约①是也。正阳阳明者，胃家实②是也。少阳阳明者，发汗、利小便已，胃中燥烦实，大便难是也。【179】

【注释】

①脾约：因胃热肠燥，津液受伤，脾的输布功能受到胃热的制约，导致肠中干燥、大便秘结的病证。

②胃家实：胃与肠中有燥热等实邪。《伤寒论》中"胃家"包括胃与大肠两方面。

【解析】

太阳阳明者，病在太阳，而兼阳明内实，以其人胃阳素盛，脾阴不布，屎小而硬，病成脾约，于是太阳方受邪气，而阳明已成内实也。正阳阳明者，邪热入胃，糟粕内结，为阳明自病，《经》曰：阳明病，脉迟，虽汗出不恶寒者，其身必重，短气，腹满而喘，有潮热者，外欲解可攻里也。手足濈然汗出者，此大便已硬也，大承气汤主之，即是正阳阳明胃家实也。少阳阳明者，病从少阳，而转属阳明，得之发汗、利小便，津液去而胃燥实，如本论所谓"伤寒十余日，热结在里，复往来寒热者，与大柴胡汤"是也。此因阳明之病，有以上三者之异，故以设问方式示之，而其为胃家实则一也。

【原文】

阳明之为病，胃家实也。【180】

【解析】

阳明为传化之腑，当更实更虚。食入胃实而肠虚，食下肠实而胃虚。但若实不虚，斯为阳明之病根矣。胃实不是阳明病，而阳明之为病，悉从胃实上得来，故以胃家实为阳明一经之总纲也。然致实之由，最宜详审，有实于未病之先者，有实于得病之后者，有风寒外束热不得越而实者，有妄汗吐下致重亡津液而实者，有从本经热盛而实者，有从他经转属而实者。此处只举其病根在实为例，而勿得以胃实即为可下之证。

【原文】

问曰：何缘得阳明病？答曰：太阳病发汗、若下、若利小便，此亡津液，胃中干燥，因转属阳明。不更衣①，内实②，大便难者，此名阳明也。【181】

【注释】

①不更衣：不大便。古人上厕所后有更换衣服的习惯，所以"更衣"是对大便的雅称。

②内实：指肠道有燥屎结滞不下。

【解析】

胃者，津液之腑也。太阳病，经发汗、下、利小便，津液外亡，胃中干燥，此时寒已变为热。热犹火也，火必就燥，所以邪气转属阳明也。太阳转属阳明，其端有二：一为太阳初得病时，发其汗，汗先出不彻，因转属阳明者，为邪气未尽，而传其病在经；二为太阳病若汗、若下、若利小便，亡津液，胃中干燥，因转属阳明者，为邪气变热，而传其病在腑，此阳明受病之因。

【原文】

问曰：阳明病，外证①云何？答曰：身热，汗自出，不恶寒，反恶热也。【182】

【注释】

①外证：表现在外的证候。

【解析】

阳明主里，亦有外证。胃实之外见者，其身则蒸蒸然，里热炽而达于外，与太阳表邪外证发热不同。其汗则濈濈然，从内溢而无止息，与太阳风邪之汗出不同。表邪已散，故不恶寒，里热闭结，故反恶热。只因有胃家实之病根，即见身热自出之外证，不恶寒反恶热之病情。然此只言病机发现，非即可下之证，宜轻剂以和之。必谵语、潮热、烦躁、胀满诸证并见，才为可下。四证是阳明外证之提纲。故胃中虚冷，亦得称阳明病者，因其外证如此。

【原文】

问曰：病有得之一日，不发热而恶寒者，何也？答曰：虽得之一日，恶寒将自罢，即自汗出而恶热也。【183】

【解析】

阳明受病，当二三日发，第182条是指其已发热言，本条追究一日前未发热时也。初受风寒之日，尚在阳明之表，与太阳初受病时同，故阳明亦有麻黄、桂枝汤证。二日来表邪自罢，故不恶寒。寒止热炽，故汗自出而反恶热。阳明病多从他经转属，此因本经受寒邪，胃阳中发，寒邪即退，反从热化故耳。阳明受病之初，其恶寒虽与太阳同，而无头项强痛为可辨。即发热、汗出，亦同太阳桂枝汤证，但不恶寒反恶热之病情，是阳明一经之枢纽。

【原文】

问曰：恶寒何故自罢？答曰：阳明居中，土①也，万物所归，无所复传。始虽恶寒，二日自止，此为阳明病也。【184】

【注释】

①土：五脏对应五行，脾胃在中央，对应五行中的土，所以足阳明胃经居中属土。

【解析】

阳明恶寒，未经表散，即能自止，与他经不同。"始虽恶寒，二日自止"语

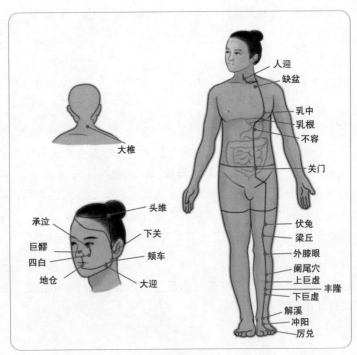

足阳明胃经穴位图

意在"阳明居中"句上。夫知阳明之恶寒易止，便知阳明为病之本。胃为戊土，位处中州，表里寒热之邪，无所不归，无所不化，皆从燥化而为实。实则无所复传，此胃家实所以为阳明之病根也。

【原文】

本太阳初得病时，发其汗，汗先出不彻，因转属阳明也。伤寒发热无汗，呕不能食，而反汗出濈濈然^①者，是转属阳明也。【185】

【注释】

①濈（jí）濈然：浸润的样子。

【解析】

本条第一部分言当太阳病初起之时，汗而发之，本为正治之法，然而汗出不透彻，病邪入里化热，归于阳明，故曰"因转属阳明"。如此既不能达到腠理宣畅，正气鼓邪外出，邪去人安之目的。病邪稽留，随胃气偏盛，而转入阳明。第二部分说明太阳伤寒发热无汗，按治法亦可汗而发之。而原文未及发汗与否，是病转阳明，未经误治可知。大凡病邪传变，在阳旺者，多入三阳之腑，阴盛者，多入三阴之脏。今阳旺而入阳明之腑，缘初病即呕不能食，则胃阳偏旺，气逆而不受纳之机，已隐伏其中。本来无汗，而致反汗出濈濈然，是必太阳之恶寒已罢，而见发热汗出、不恶寒、反恶热等，则病证悉入阳明无疑。

【原文】

伤寒三日，阳明脉大。【186】

【解析】

伤寒三日，邪传阳明之时。脉大者，两阳合明，内外皆阳之象也。阳明受病之初，病为在表，脉但浮而未大，至二日，恶寒自止，反恶热。三日来，热势大盛，故脉亦应其象而洪大也。此为胃家实之正脉。

【原文】

伤寒脉浮而缓，手足自温者，是为系在太阴。太阴者，身当发黄；若小便自利者，不能发黄。至七八日大便硬者，为阳明病也。【187】

【解析】

浮为阳邪，缓为脾脉。伤寒脉浮缓，太阴客热。邪在三阳则手足热；邪在三阴则手足寒。今手足自温者知系在太阴也。太阴土也，为邪蒸之，则色见于外，身当发黄，小便自利者，热不内蓄，不能发黄。至七八日大便硬者，即太阴之邪入腑，转属阳明也。

【原文】

伤寒转系阳明者，其人濈然微汗出也。【188】

【解析】

外感病转系阳明，必然燥热蒸迫津液，出于肌腠，故汗出为阳明病的特征之一。濈然汗出，是形容持续微汗貌。本条文字简略，言阳明主证，仅及濈然微汗出一端，须知阳明之汗，必然发热不恶寒，反恶热，否则即令汗出，未必便是阳明病。此外若属阳明无形燥热，多伴口渴，脉洪大等；若属燥热与有形之积滞相搏，多伴腹满硬痛、不大便、潮热谵语等，故需前后互参，综合全部脉证辨析，以准确无误。

【原文】

阳明中风，口苦咽干，腹满微喘，发热恶寒，脉浮而紧。若下之，则腹满、小便难也。【189】

【解析】

口为胃窍，咽为胃门，口苦咽干，阳邪内侵也。腹为胃室，喘为胃病，腹满微喘，里气不行也。发热恶寒，表邪方盛也。邪在里已实，而在表者犹盛，若以腹满为胃实而下之，津液既竭，腹更满而小便难，必大便反易也。此阳明自中风邪，而表里俱受之证，是以脉浮而紧。太阳脉紧，为表有寒，阳明脉紧，为里有实。

【原文】

阳明病，若能食，名中风；不能食，名中寒。【190】

【解析】

本条讲述阳明胃腑自中风寒之辨。

阳明腑病，为传经自受之别。传经者，风寒已变，其病多热。自受者，风寒初入，其病多冷。而风之与寒，又有所辨。太阳主肌表，故有有汗无汗之分。阳明为胃腑，故有能食不能食之辨。风为阳而寒为阴，阳能消谷而阴不能消谷之意也。风寒中人，无有常经，是以伤寒不必定自太阳，中寒不必定自三阴。论中凡见阳明中风、阳明病若中寒及少阳中风、太阴中风、少阴中风、厥阴中风等，皆为本经自受风寒之证，非从太阳经传来也。

【原文】

阳明病，若中寒，不能食，小便不利，手足濈然汗出，此欲作固瘕①，必大便初硬后溏。所以然者，以胃中冷，水谷不别②故也。【191】

【注释】

①欲作固瘕：将作固瘕而未成，是因胃中虚冷、水谷不消化而结积所形成的一种病患，其特征为大便初硬后溏。

②水谷不别：大便中有不消化的食物与水液杂下，因水湿不能从小便而去，导致与不消化谷物相混。

【解析】

胃家实为中热，故能消谷，胃虚则中寒，故不能食。阳明以胃家实为病根，更当以胃寒为深虑耳。凡身热、汗出、不恶寒、反恶热，称阳明病。今但手足汗出，则津液之泄于外者尚少，小便不利，则津液不化也。阳明病所虑在亡津液，此更虑其不能化液矣。固瘕者寒气结积也，胃中寒甚，欲留结而为固瘕，则津液不得通行而大便必硬者，若汗出小便不利者，为实也。此小便不利，水谷不别，虽大便初硬，后必溏也。

【原文】

阳明病，欲食，小便反不利，大便自调，其人骨节疼，翕翕如有热状，奄然①发狂，濈然汗出而解者，此水不胜谷气②，与汗共并，脉紧则愈。【192】

【注释】

①奄然：突然。

②谷气：一般指水谷之精气，此处指人体之正气。

【解析】

阳明病中寒，本不欲食，今欲食者，说明寒去而胃阳得复。若阳复太过而从燥化，则小便数多而大便当硬，今小便反不利而大便自调，说明湿热内蕴而未成燥实。湿留关节，筋脉不利，故骨节疼痛；湿热蕴蒸，则"翕翕如有热状"。由于胃阳得复，正气充盛，能以驱邪外出，湿热邪气得以外越，其人可突然狂躁、濈然汗出而愈。"此水不胜谷气"，是仲景对本病自愈机制的概括说明。阴不胜阳，有胃气为盾，故其病向愈。

【原文】

阳明病欲解时，从申至戌①上。【193】

【注释】

①申至戌：申时（15 时至 17 时），戌时（19 时至 21 时）。

【解析】

申、酉、戌三个时辰是一日中太阳落山前后的六个小时。自然界的阳气由午后的隆盛状态，逐渐衰减下来。阳明病本属阳热，过亢之实证热证，此时在里之邪热也顺应自然界阳气之衰减而下挫，有利于泄热于外，故为阳明病欲解时。

【原文】

阳明病，不能食，攻其热必哕。所以然者，胃中虚冷故也。以其人本虚，故攻其热必哕①。【194】

【注释】

①哕（yuě）：呃逆、呕吐。

【解析】

阳明病之不能食，本为胃中有寒所致。若误认为是胃家实热，用苦寒药攻之，致使中气更虚，胃寒益甚。胃寒气逆则发生呃逆呕吐之变，即所谓"攻其热必哕"。本条原文后半段"所以然者，胃中虚冷故也。以其人本虚，故攻其热必哕"为仲景自注，说明产生哕的原因。此处有两方面因素：一为胃中虚冷，属内因；二为外受寒邪或误治以寒凉药物，内外合邪，使寒者更寒，胃气上逆，则成哕逆。

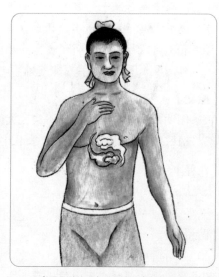

人出现呃逆的现象是胃中的寒气与水谷的精微之气相搏而上逆，注到胸膈所致。

【原文】

阳明病脉迟①，食难用饱，饱则微烦，头眩，必小便难，此欲作谷疸②。虽下之，腹满如故，所以然者，脉迟故也。【195】

【注释】

①脉迟：脉搏跳动缓慢。

②谷疸（dān）：因水谷湿邪郁滞而导致的湿热证。

【解析】

　　阳明病脉迟，迟主寒，为阳明中寒之象。本证脉迟腹满，系中阳不足，寒湿内阻所致。如因腹满而误下，则中焦更受损伤，而腹满如故。阳明中寒本不能食，此虽能食，但不能饱食，说明胃气虚寒。若强求饱食，则虚弱的胃气就会被谷气所抑制，胃气郁遏，水谷不能被消化吸收，而反变生湿邪。寒湿凝滞，影响气机升降，胃气壅遏，则发微烦。清阳不能上荣头目，则头眩。下焦之气不行，水道不通，则小便难。寒湿瘀滞不化，久而久之，可能发生黄疸。因湿邪蕴郁而发黄者，多由两种原因导致：一是湿热熏蒸，发为阳黄；二是寒湿瘀滞，发为阴黄。根据脉证可知，此之黄疸当属阴黄。寒湿发黄，应治温中化湿，兼以渗利。若因微烦、腹满等证而误诊为阳黄而用苦寒药下之，则无法祛除寒湿病邪，更会因此伤脾胃阳气，使寒湿瘀滞更甚。欲作黄疸的腹满不能用泻下，其原因就在于本证属于脾胃阳虚而兼有寒湿凝滞。"所以然者，脉迟故也"，是通过脉象探测病机，借以申明寒湿发黄不可下之。

【原文】

　　阳明病，法多汗，反无汗，其身如虫行皮中状者，此久虚故也。【196】

【解析】

　　阳明病一般指胃肠燥热实证。胃为津液化生之源，阳明热盛，蒸腾津液外越，故多汗。阳明病"法多汗"，是讲阳明热实证的一般规律是多汗，今反无汗。因阳明气虚，水谷无以化生津液，则无以作汗，热邪不能发越外出，壅遏于肌表，故"其身如虫行皮中状"，言其身痒。因为中虚并非短期形成，故曰"此以久虚故也"。

　　阳明病无汗，尚有兼太阳之表未除及湿热熏蒸发黄者，需作鉴别，不能一概以久虚而论。

【原文】

　　阳明病，反无汗，而小便利，二三日呕而咳，手足厥者，必苦头痛；若不咳不呕，手足不厥者，头不痛。【197】

【解析】

　　阳明病法多汗，本无燥热。而反无汗者，则或虚或湿。今小便利，说明三焦水道通利，可知本证非湿郁之患，而属阳明虚寒。阳明虚寒，易生水饮。寒饮上犯，使胃气上逆则作呕；使肺气不降则作咳；上蒙清阳则头痛；胃气虚寒，不能充养四末则手足厥冷。若阳明胃气虚寒不甚，内无寒饮，则不呕、不咳、

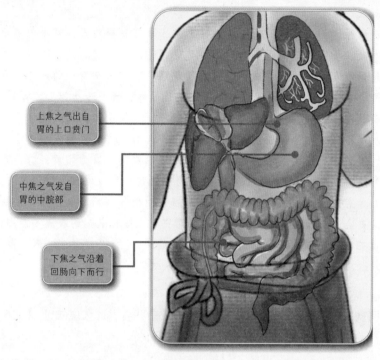

上焦之气出自胃的上口贲门

中焦之气发自胃的中脘部

下焦之气沿着回肠向下而行

上中下三焦

手足不厥，也不会有头痛之证。

【原文】

阳明病，但头眩，不恶寒，故能食而咳，其人必咽痛；若不咳者，咽不痛。【198】

【解析】

足阳明胃脉之支，从大迎前下人迎，循喉咙。手太阴肺经起于中焦，下络大肠，还循胃口，上膈属肺至喉部。可见肺与胃以经脉相连，关系十分密切。若阳明内有邪热，热邪上迫于肺，肺失清肃则咳，热邪循经上咽喉，则咽喉作痛。第 197 条阳明有寒，则寒饮上犯清阳而苦头痛；本条阳明有热，易动风阳，上扰清空，故头目眩晕。阳明热盛于内而蒸腾于外，故不恶寒。阳明热盛，能消磨水谷，故能食。

本条实为阳明热证的补充，与第 197 条相比，从病因病机来讲，前为虚寒夹饮上犯，后为实热夹风上扰。从症状表现来看，前为不能食，后为能食；前为手足厥冷，后为不恶寒；前为苦头痛，后为但头眩。两相对比，可加深认识。

【原文】

阳明病无汗，小便不利，心中懊恼者，身必发黄。【199】

【解析】

阳明病无汗，或因于虚寒，或因于湿郁。本条论及阳明之热被湿邪所郁遏，湿热纠缠，热不得越，湿不得泄，故身无汗。湿热蕴郁于里，三焦水道不通，故小便不利。湿热蕴郁内扰，故心中懊恼烦郁。若湿热不解，蕴郁熏蒸，故身必发黄。湿热发黄，究其原因在于湿热交阻而不能泄越，因此无汗、小便不利，既是证候，又能说明病因病机。心中懊恼是湿热蕴郁不能泄越的必见证，故亦常是湿热发黄的前驱证候。

【原文】

阳明病，被火，额上微汗出，小便不利者，必发黄。【200】

【解析】

阳明病发热而不汗出者，此即湿热蕴结之证，误以火法发汗，导致阳明之热更盛。阳明之热的发展有两种机转：一种为热从燥化，即热迫津液外出，汗出津伤，胃中干燥，大便硬结，形成腑实证；另一种是热与湿纠缠而变为湿热证。今阳明之热虽盛，然被湿邪所郁遏，不能外越为汗，故周身无汗，仅额头微汗出，且小便不利。热不得越，湿不得泄，湿热相熏蒸，故身必发黄。

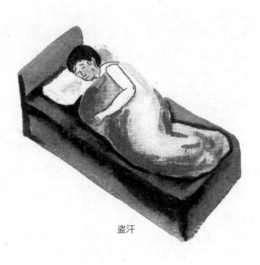

盗汗

【原文】

阳明病，脉浮而紧者，必潮热^①，发作有时。但浮者，必盗汗出。【201】

【注释】

①潮热：发热定时而作，犹似潮水如期而至。

【解析】

太阳伤寒表实证多见浮紧之脉，但阳明病有时亦可见浮紧之脉。本条非风寒所致，而是里热邪实的征象。阳明热盛，充斥表里，其脉应之而浮，紧脉主邪气实。潮热亦为阳明腑实燥结之征。发作有时者，谓发热盛于申、酉之时，仍是对潮热的具体描述。若其脉不紧，但浮，是阳明之热虽盛，而腑未结实。脉浮主表是言其常，主里热是言其变。睡中汗出，因睡时阳入于阴，卫表不固，邪热逼迫津液外泄。盗汗并非阴虚所独见，若为阴虚盗汗，必有阴伤之象；若属阳明盗汗，必有燥热之征。

【原文】

阳明病，口燥，但欲漱水不欲咽者，此必衄[1]。【202】

【注释】

①衄：指肌衄，类似温病热入营血之斑疹。

【解析】

阳明病，燥热亢盛，消耗津液，故口渴常为阳明病主证之一，尤以白虎汤证为甚，"大烦渴不解""渴欲饮水数升"。此为热在气分，以气分燥热，汗出又多，津液损耗严重，故欲饮水自救。热入血分，阴液未有不伤者，但血属阴，血热蒸腾，营阴尚能敷布，故渴反不甚，但欲漱口不欲咽。因热入血分，血热妄行，灼伤阳络，故为衄。

【原文】

阳明病，本自汗出，医更重发汗，病已差[1]，尚微烦不了了[2]者，此大便必硬故也。以亡津液，胃中干燥，故令大便硬。当问其小便日几行。若本小便日三四行，今日再行，故知大便不久出。今为小便数少，以津液当还入胃中，故知不久必大便也。【203】

【注释】

①差：通"瘥"，临床症状基本解除而尚未完全康复。
②微烦不了了：轻度发热而身体不适。

【解析】

阳明病本有发热、自汗出的外证，医者误以为发热、自汗出为太阳表证，更重发汗，损伤津液。发汗后可能暂时汗出较少，发热减轻，医生便以为病已瘥。实则不然，烦而微，知恶热将自罢，以尚不了，故大便硬。大便硬，小便少，皆因胃亡津液所致，不是阳盛于里也。因胃中干燥，则饮入于胃，不能上输于肺，通调水道，下输膀胱，故小便反少。而游溢之气，尚能输精于脾，津液相成，还归于胃。胃气因和，则大便自出，更无需用导法。以此见津液素盛者，虽亡津液而津液终自还。

【原文】

伤寒呕多，虽有阳明证，不可攻之。【204】

【解析】

外感热病，呕逆的症状明显，是胃气上逆的反映，水气在上焦，即使有阳明病的表现，不可贸然用攻下法。因病位偏于上，有上越之机，如过早使用攻下法，则引邪入里，或损伤中阳。此外，呕为少阳之主证，若阳明病兼有少阳枢机不利时，亦可见呕多，由于少阳病禁下，故虽有阳明证，亦不可攻下。

【原文】

阳明病，心下硬满者，不可攻之。攻之，利遂不止者死，利止者愈。【205】

【解析】

阳明病有可攻之证，腹满者为邪气入腑，可下之。心下硬满者则邪气尚浅，未全入腑，不可便下之。心下者，胃脘也，其位偏高，且未言疼痛拒按，知非有形之邪所结，尚未构成肠腑燥实阻隔，而是无形热气壅滞，故不可攻下。若误用攻下，素体质薄弱者，可导致伤阳败胃，下利不止，病及少阳，肾关不固，肾气衰败，预后不良，故云"利遂不止者死"。如果攻下之后，虽有下利，但能自止，表明脾气尚有自复之机，故云"利止者愈"。

【原文】

阳明病，面合赤色①，不可攻之，必发热色黄，小便不利也。【206】

【注释】

①面合色赤：满面通红。合，全部。

【解析】

阳明经脉布于脸面。火热之邪，郁于阳明经脉，不得宣泄，而熏蒸于上，则面合色赤。热蒸于上，而肠腑燥结未成，故不可攻之。若贸然攻下，必虚其脾胃之气，脾虚不运则生湿，而在上在外的火热之邪乘虚内陷，入里与湿邪相合，湿热熏蒸，则发热身黄。三焦水道不通，湿邪不能下泄，则小便不利。

【原文】

阳明病，不吐不下，心烦者，可与调胃承气汤。【207】

> **调胃承气汤方**
>
> 甘草二两，炙　芒硝半斤　大黄四两，清酒洗

上三味，切，以水三升，煮二物至一升，去滓，内芒硝，更上微火一二沸，温顿服之，以调胃气。

【解析】

阳明病，未经吐下，则实热留中，燥结为患。胃脉通于心，胃中燥实热邪，循经上扰，则心烦。第204条至206条皆为阳明病禁下之证，本条论述其当下之证。当下之证意味着阳明燥实已成。但当下之证需分清病位深浅、病势缓急、燥结程度的轻重。若病位深，病势急，燥结程度严重者，可用大承气汤；若病位深，病势缓，燥结程度不甚者，可用小承气汤；若病位浅，燥结程度轻者，则用调胃承气汤。仲景遵循由上到下、由浅入深、由轻到重的病变层次，由本条首先论述调胃承气汤的证治。

方中甘草与大黄、芒硝同用，泻下之力较缓，以缓下之法而使胃气调和，并使胃肠之气承以下。调胃承气汤的服法有两种：一是"少少温服"，多用于和胃；二是顿服，主要用于燥热内结，以调胃气，如本条。

【原文】

阳明病脉迟，虽汗出，不恶寒者，其身必重，短气，腹满而喘，有潮热者，此外欲解，可攻里也。手足濈然而汗出者，此大便已硬也，大承气汤主之；若汗多，微发热恶寒者，外未解也，其热不潮，未可与承气汤；若腹大满不通者，可与小承气汤，微和胃气，勿令大泄下。【208】

> **大承气汤方**
>
> 大黄四两，酒洗　厚朴半斤，炙，去皮　枳实五枚，炙　芒硝三合

上四味，以水一斗，先煮二物，取五升，去滓，内大黄，更煮取二升，去滓，内芒硝，更上微火一两沸，分温再服。得下，余勿服。

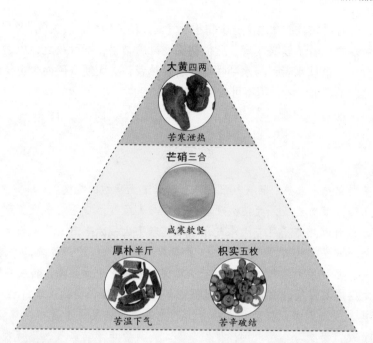

小承气汤方

大黄四两　　**厚朴**二两，炙，去皮　　**枳实**三枚，大者，炙

上三味，以水四升，煮取一升二合，去滓，分温二服。初服汤当更衣，不尔者，尽饮之；若更衣者，勿服之。

【解析】

伤寒以身热恶寒为在表，身热不恶寒为在里。而阳明病无表证者，可攻下，有表证则不可下。本证汗出不恶寒，身重短气，腹满而喘，潮热，皆是里证。脉虽迟，犹可攻之，以腹满便闭，里气不行，故脉为之濡滞不利，不同于脉迟则为寒之例。若手足濈然汗出，则为阳明热甚，大便已硬，治以大承气汤下之。若汗多，微发热，恶寒，则表犹未解，其热不潮，是热未成实，故不可便与大承气汤。若腹大满不通，而急欲攻之者，亦宜与小承气汤微和胃气，而不可以大承气汤大泄大下，恐里虚邪陷，导致多种变证。

【原文】

阳明病，潮热，大便微硬者，可与大承气汤；不硬者，不与之。若不大便六七日，恐有燥屎，欲知之法，少与小承气汤，汤入腹中，转失气①者，此有燥屎，乃可攻之；若不转失气者，此但初头硬，后必溏，不可攻之，攻之，必胀满不能食也。欲饮水者，与水则哕。其后发热者，必大便复硬而少也，以小承气汤和之。不转失气者，慎不可攻也。【209】

【注释】

①转矢气：肠腑有气从肛门排出，也就是放屁。

【解析】

本条用发热、潮热、转矢气三证来判断肠道里硬结的程度。

阳明病，潮热者实，大便微硬者，便可与大承气汤攻下。若便不硬，则热未成实，虽有潮热亦不可与大承气汤攻之。若不大便六七日，恐有燥屎，欲与大承气汤，当先少与小承气汤渍之，如有燥屎，小承气汤药势缓，不能宣泄，必转矢气，乃可用大承气汤攻之。若不转矢气，是胃中无燥屎，但初头硬后必溏，攻之则虚其胃气，致使腹胀满而不能食。胃中干燥，则欲饮水，水入于胃，虚寒相搏，气逆则哕。其后却发热者，则热气乘虚还复聚于胃中，胃燥得热，必大便复硬，而少与小承气汤，微利与和之，故重申不转矢气，不可攻内，慎之至也。

【原文】

夫实则谵语①，虚则郑声②。郑声重语也。直视谵语，喘满者死，下利者亦死。【210】

【注释】

①谵语：言语错乱，声大气粗，多见于热实病的严重阶段。
②郑声：语言重复，声音低微，多见于虚衰病的后期阶段。

【解析】

本条前提仍是阳明病，如果是实证，也就是里面有硬结，患者会谵语，即说胡话。如果是虚证，也就是里面没有硬结，只是有些滞热，患者会郑声，即翻来覆去说重复的话。阳明病到了极期会直视谵语，所谓"直视"，由于津液极虚，不能滋养眼球，导致眼睛发直，眼球不转动，此时谵语为有实热的反映，津液持续消耗。此时发生喘满，患者身体机能迅速下降，为气上脱，是为死证。如果一开始有下利，现在不利了，为津液虚极，无物可下，亦为死证。

【原文】

发汗多，若重发汗者，亡其阳①，谵语，脉短②者死，脉自和③者不死。【211】

【注释】

①亡其阳：此处指心阳外亡。
②脉短：指脉形短，是上不至寸，下不至尺，只有关脉应指搏动。
③脉自和：脉象较为平和，属正常，此处是与脉短相对而言。

【解析】

阳明病，里热亢盛，本就出汗较多，若医生误用汗法治疗，更加重津液外泄，汗出过多，心阳外亡，阴阳俱伤，邪热又不解，更扰乱心神，故谵语。脉短者，是气血不足，鼓动无力，血脉不能充盈的反映。若阳气亡，阴血虚，津液竭，脉气不能接续，则根本动摇。谵语因于邪热盛极，脉短显示正气衰微，病盛胜脏，故死。脉自和者，邪气虽盛，而正气犹足相持，故得不死。

【原文】

伤寒若吐，若下后，不解，不大便五六日，上至十余日，日晡所发潮热，不恶寒，独语如见鬼状。若剧者，发则不识人，循衣摸床①，惕而不安②，微喘③直视，脉弦者生，涩者死。微者，但发热谵语者，大承气汤主之。若一服利，止后服。【212】

【注释】

①循衣摸床：患者两手不自觉地反复摸弄衣服、被子，多见于疾病的危重阶段，神志不清。
②惕而不安：心中惶恐悸动不安。
③微喘：作"呼吸浅促"解，肺气衰竭的表现。

【解析】

外感病，误施吐下，邪气不从外解而仍内结，热入胃腑，聚而成实，导致不大便五六日或上至十余日。阳明内实则日晡所发潮热。申酉为阳明旺时，而日晡为申酉之时。表和里病则不恶寒，伤寒以恶热为里而恶寒为表。热气熏心则独语如见鬼状，为神藏于心而阳明之络通于心也。若热甚而剧者，发则不识人，循衣摸床，惕而不安，微喘直视，是脏阴竭乏、阴不敛阳、神不守舍、气不归根的危候。若脉弦长而有力则阴未绝而犹可治，若脉见短涩，往来迟滞不畅，甚至三五不匀，至数不清，是阴已绝而不可治。

其热微而未至于剧者，仅见发热、谵语、不大便，当用大承气汤及时泻下。一服利，止后服，是以热未至剧，不可过下以伤其正。

【原文】

阳明病，其人多汗，以津液外出，胃中燥，大便必硬，硬则谵语，小承气汤主之。若一服谵语止，更莫复服。【213】

【解析】

阳明病，里热亢盛，蒸迫津液外泄，所以其人多汗。出汗太多，更伤胃中津液，而致胃肠干燥，肠胃津少而失润，大便必干硬难下，浊热之气，逆而上行，扰乱心神，而发谵语。此为阳明病的一般发展规律，即由热成燥，进而成实。由于本证属燥实初结，只见大便硬、谵语等证，所以不用大承气汤，而以小承气汤和胃去实。若一服谵语止，更莫复服，此处强调见效即止，以津液先亡，不欲多下，以免过剂伤正。

【原文】

阳明病，谵语发潮热，脉滑而疾①者，小承气汤主之。因与承气汤一升，腹中转失气者，更服一升；若不转失气②，勿更与之。明日不大便，脉反微涩③者，里虚也，为难治，不可更与承气汤也。【214】

【注释】

①脉滑而疾：脉象圆滑流利，如珠走盘，应指快速，一息七八至。
②转矢气：又称转气，俗称放屁。
③微涩：微弱无力，往来不流利。

【解析】

阳明病，谵语发潮热，胃实之征也。若脉沉实，为内实，则可下；若脉滑疾，为里热未结，则不可下，先与小承气汤和下为宜。小承气汤泻热通腑，行气消滞，但得腑气一通，则燥热可消，潮热谵语随之而去。

因脉滑为流利不定之象，而疾则至数过快，可能伏有里虚之机。因此，用小承气汤仍需谨慎。先与小承气汤一升，若腹中转矢气者，是因药物作用于肠腑之燥结，推动浊气下趋。可推测出肠腑之燥结已成，可以继续使用小承气汤原方，以通为度。若不转矢气者，是肠腑中并无燥屎阻结，浊热之气不甚，而多为大便初硬后溏，故不可再用小承气汤泻下。

若服用小承气汤后，第二日不大便，脉由滑疾转为微涩，里虚之证也，因微主气虚，涩主血少。是正气先衰，补则碍邪，攻则伤正，故曰难治。

【原文】

阳明病，谵语有潮热，反不能食者，胃中^①必有燥屎五六枚^②也。若能食者，但硬耳，宜大承气汤下之^③。【215】

【注释】

①胃中：此处指肠中。
②五六枚：对燥结程度的形容。
③宜大承气汤下之：本句应放在"胃中必有燥屎五六枚也"之后，此为倒装文法。

【解析】

阳明病谵语，是胃中浊热上扰心神所致，潮热为阳明胃家实的热型。故潮热谵语之证出现，可显示肠腑燥屎已成。胃热无阻滞，或腑中结实不甚者，一般尚能进食，今反不能食，是胃热亢盛，而与有形之糟粕结为燥屎，肠道不通，胃气因而壅滞，故不能进食。治当用大承气汤峻下，令腑气通，胃气降，则诸证可除。若能食者，反映胃气还能下降，未至燥屎阻结不通的严重程度，仅是大便硬，只用小承气汤和下即可，无需用大承气汤峻下。

【原文】

阳明病，下血谵语者，此为热入血室，但头汗出者；刺期门，随其实而泻之，濈然汗出则愈。【216】

【解析】

阳明病谵语，多为阳明腑实之证，但本证见下血谵语，则属阳明热盛，深入血分，损伤阴络，同时热邪乘虚与血相搏，结于血室。血热上扰心神，则发谵语。血中之热不能透发于外而熏蒸于上，故仅有头汗出，而周身无汗。期门为肝经募穴，肝主藏血，故称血室，故刺期门可泻其血热，使营卫调和，阴阳平衡，正胜邪祛则濈然汗出，热随汗泄而病愈。同时，热入血室证常伴有胸胁或少腹急结硬痛等，胸胁和少腹为肝经循行之处，故刺期门又可梳利肝胆之气。

【原文】

汗出谵语者，以有燥屎在胃中，此为风也，须下之，过经乃可下之。下之若早，语言必乱，以表虚里实故也。下之则愈，宜大承气汤。【217】

【解析】

汗出谵语多见于阳明里热证候，但太阳阳明并病，表证未罢，里热已盛，也可见汗出谵语。"以有燥屎在胃中"，是言肠腑燥屎已成；"此为风也"，是言太阳表邪未尽。表里同病，按常规治法，应先解表后攻里，太阳表邪过经之后，方可用大承气汤攻下。表证未解而下之，是为"下之过早"，势必引外在表邪乘虚入里，内陷阳明，使病情更加复杂严重。表邪内陷，胃热更盛，导致神志昏迷，谵语加重，以致语言必乱，此为表虚里实之故。

【原文】

伤寒四五日，脉沉而喘满。沉为在里，而反发其汗，津液越出。大便为难，表虚里实，久则谵语。【218】

【解析】

外感病四五日，脉沉而喘满，为邪气入里，转化为阳明里实证。热气壅滞则见腹满，燥热上逆则肺气不利而喘，脉沉主实热在里。治当以清里热为主。

病属里热实证，医者误用汗法治疗，更助里热，蒸迫津液外泄，使胃肠干燥更甚，邪热亢盛愈烈，故不仅喘满未除，反而使阳明燥结成实，于是大便难。不当汗而误用汗法，津从外泄，腠理疏松，是谓表虚；胃肠燥结，大便不通，是谓里实。时间越长，津液越耗，里热越炽，浊热上扰心神，可发生谵语。

【原文】

三阳合病①，腹满身重，难以转侧，口不仁②而面垢，谵语遗尿。发汗则谵语，下之则额上生汗，手足逆冷。若自汗出者，白虎汤主之。【219】

白虎汤方

知母六两　　**石膏**一斤，碎　　**甘草**二两，炙　　**粳米**六合

上四味，以水一斗，煮米熟汤成，去滓。温服一升，日三服。

【注释】

①三阳合病：太阳、少阳、阳明三经的证候同时出现。
②口不仁：言语不利，食不知味。

【解析】

三阳合病，谓邪热壅盛，同时侵及三阳经。太阳经行于背，阳明经行于腹，少阳经行于胁，三阳经被邪热所困，经气不利，背部、腹部、胁部均受影响。胃气不通，故腹满。阳明主肉，无气以动，故身重。难以转侧者，少阳行身之侧也。口者，胃之门户。胃气病，则津液不能上行，故食不知味，语言不利，即口不仁。阳明病则颜黑，少阳病则面有微尘，阳气不荣于面，故面垢。膀胱

不约为遗尿，太阳本病也。虽三阳合病，而阳明证多，故当治取阳明，无表证不宜汗，胃未实则不当下，此阳明半表半里证。里热而非里实，故当以白虎汤清热保津。若妄汗则津竭而谵语，误下则亡阳而额汗出、手足厥也。

"若自汗出者，白虎汤主之"，为内热甚者言耳，接"谵语遗尿"后边，此为倒装文法。否则，误下后额上生汗、手足逆冷属于虚证，使用白虎汤便不合病机。

【原文】

二阳併病，太阳证罢，但发潮热，手足漐漐汗出，大便难而谵语者，下之则愈，宜大承气汤。【220】

【解析】

本太阳病并于阳明，称为"并病"。太阳证罢，是无表证；但发潮热，是热并阳明；一身汗出为热越，今手足漐漐汗出，是热聚于胃也；大便难是肠腑燥屎阻结。谵语是胃热上犯于心神。知其纯属阳明"胃家实"，故需从阳明腑实燥结论治，用大承气汤苦寒攻下，泻燥热以存津液。

【原文】

阳明病，脉浮而紧，咽燥口苦，腹满而喘，发热汗出，不恶寒，反恶热，身重。若发汗则躁，心愦愦①，反谵语；若加烧针，必怵惕②烦躁，不得眠；若下之，则胃中空虚，客气动膈，心中懊侬，舌上胎③者，栀子豉汤主之。【221】

栀子豉汤方

肥栀子十四枚，擘　香豉四合，绵裹

上二味，以水四升，煮栀子，取二升半，去滓，内豉，更煮取一升半，去滓。分二服，温进一服，得快吐者，止后服。

【注释】

①愦愦：烦乱。
②怵惕：心惊而有恐惧貌。
③舌上胎：此处指舌上有黄白薄腻苔垢。胎，通"苔"。

【解析】

"阳明病，脉浮而紧"，与太阳伤寒之脉相似，但从"发热汗出，不恶寒反恶热"证可知，此非太阳表邪不解，而是阳明表里热盛的反映。浮脉一般主表，而阳明之浮，则是燥热充斥内外所致。再观其证候所合，确可断为阳明之浮紧脉。属阳明者，必见燥热之象，热蒸于上而津伤，故咽燥口苦；热壅于里而气机不利，故腹满而喘；燥热逼迫津液外泄，出现发热汗出，不恶寒反恶热之阳明外证；邪热充斥于内外，经气不利，则身重。本证属于阳明外证，非汗下所宜。

误汗则损伤津液，辛温之剂助长邪热，心神被扰，神失濡养，则会导致躁扰、昏乱、谵语等。若误用温针之法发汗，是以火助热，内劫心神，故有心惊恐惧，烦躁不得眠等证出现。若用攻下，亦不为过，但胃中以下而空虚，无形之邪热乘虚而入，扰于胸膈，必心烦懊憹，舌上生苔，或黄或白，或黄白兼有。治宜用栀子豉汤清宣胸膈郁热，以吐胸中之邪。

阳明之有栀子豉汤，犹太阳之有桂枝汤，既可以驱邪，亦可以救误，上焦得通，津液得下，胃气因和。

【原文】

若渴欲饮水，口干舌燥者，白虎加人参汤主之。【222】

白虎加人参汤方

知母六两　　石膏一斤，碎　　甘草二两，炙　　粳米六合　　人参三两

上五味，以水一斗，煮米熟汤成，去滓。温服一升，日三服。

【解析】

本条是承第221条论述热邪由上焦胸膈入于中焦的证治。热邪入于中焦，伤及津液，则出现口干舌燥，渴欲饮水的证候。治当用白虎加人参汤。

用白虎汤以清热，加人参以生津止渴，使邪热清、津液复，而渴欲饮水、口干舌燥等证则自愈。

【原文】

若脉浮发热，渴欲饮水，小便不利者，猪苓汤主之。【223】

猪苓汤方

猪苓去皮　　茯苓　　泽泻　　阿胶　　滑石碎，各一两

上五味，以水四升，先煮四味，取二升，去滓，内阿胶烊消，温服七合，

日三服。

【解析】

本条承第221条、第222条而来，进一步论述阳明病误下津伤、热与水结于下焦的证治。阳明热证经误下后，伤及正气和津液，而热邪不除，反随之深入下焦，与水液相结，出现阴液损伤与水热互结的证候。热为阳邪，气腾于外，则见脉浮发热。误下后津液损伤，又因热与水蓄，津不上承，则见渴欲饮水。水热互结，气化不行，三焦水道不畅，则见小便不利。本证津伤与水停互见，治用猪苓汤，以利水泄热，兼滋阴气。

方中五味皆润下之品。猪苓、茯苓、泽泻淡渗利水，茯苓兼以安神定志；滑石清热利水，导热下行；阿胶味厚而甘，以滋补真阴，利水道。诸药合用，共奏清热、益阴、利水之功。

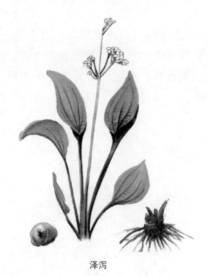

泽泻

【原文】

阳明病，汗出多而渴者，不可与猪苓汤，以汗多胃中燥，猪苓汤复利其小便故也。【224】

【解析】

阳明病里热亢盛，蒸迫津液外泄，汗出过多，不仅损伤津液，而且促使"胃中燥"更甚。燥热扰胃，化源不足，无以滋荣，故"汗出多而渴"，小便短少。不可用"猪苓汤复利其小便"，以免重伤津液。因猪苓汤为利水渗湿之剂，阳明燥热津伤误用之，更伤津液，愈增其燥。本证当与白虎加人参汤清热生津，配合少量多次饮水浆以调养，待其热除津充，则口渴自然消失，小便通利。

【原文】

脉浮而迟，表热里寒，下利清谷者，四逆汤主之。【225】

四逆汤方

甘草二两，炙　干姜一两半　附子一枚，生用，去皮，破八片

上三味，以水三升，煮取一升二合，去滓，分温二服。强人可大附子一枚，干姜三两。

【解析】

阳明病可见脉浮，多为浮滑而数，必见汗多或便结，为里热充斥内外之象。此处"脉浮而迟"，浮主外热，迟主里寒，即"表热里寒"，更兼下利清谷，则揭示疾病的本质是里真寒而外假热。肾为水火之宅、阴阳气之根，故阳气藏于阴内。少阴虚馁，阴寒极盛，则在里之真阳无所依附，反而浮越于外，出现里真寒而外假热的证候，故脉浮应是外假热，甚或兼见汗出。此证貌似阳明病热

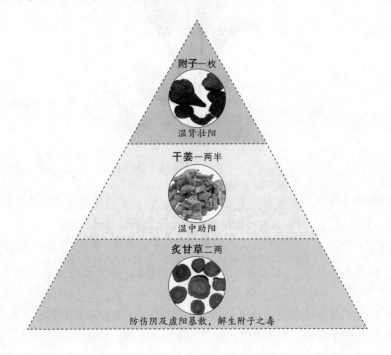

附子一枚
温肾壮阳

干姜一两半
温中助阳

炙甘草二两
防伤阴及虚阳暴散，解生附子之毒

证，而实际是阳虚阴寒的少阴病"格阳"证，其中"下利清谷"是辨证关键，揭示出疾病本质，说明肾阳已经十分衰惫，不能温养脾阳，属极度虚寒证候。由于此属里真寒、外假热，故治用四逆汤，以回阳救逆，通达内外阳气，并引导外浮之阳内潜归根。

【原文】

若胃中虚冷，不能食者，饮水则哕。【226】

【解析】

如果胃气虚寒，则受纳、腐熟无权，水谷不能消化，故不能食。若强予饮水，则水寒内抑胃阳，使胃中虚寒更甚，胃气不能下降，反而上逆，故而发生呃逆呕哕之变。

【原文】

脉浮发热，口干鼻燥，能食者则衄①。【227】

【注释】

①衄：此处作"出鼻血"解。

【解析】

本条"脉浮发热"，是阳明热盛，鼓动气血运行，热势充斥内外之象。阳明经起于鼻旁，环口，循于面部，阳明经中有热，则口干鼻燥。热能消谷，故尚能食，同时也表明气分燥热虽盛，但未入腑成实，因腑中无实邪阻滞，所以能略进饮食。阳明经脉，多气多血。热势亢盛，迫血妄行，阳络损伤，则见鼻出血。

【原文】

阳明病下之，其外有热，手足温。不结胸，心中懊恼，饥不能食，但头汗出者，栀子豉汤主之。【228】

【解析】

本条讲述阳明病下后余热未除、留扰胸膈的证治。

阳明病早期的无形邪热，治宜辛寒清热，而不宜下之过早。如果下之过早，则邪热不除，反而乘机入里，内陷于胸膈。若内有痰水，则热与痰水相结，可形成结胸证。今内无痰水，故不结胸。热邪郁于胸膈，影响气机运行，则心中懊恼；热蒸于外，则见身热，手足温；郁热扰胃，则虽饥饿而不能食。内陷之邪热不能向外散发而熏蒸于上，则仅有头汗出，而周身无汗。治当用栀子豉汤清透胸膈之郁热。

【原文】

阳明病，发潮热，大便溏，小便自可，胸胁满不去者，小柴胡汤主之。【229】

小柴胡汤方

柴胡半斤　**黄芩**三两　**人参**三两　**半夏**半升，洗　**甘草**三两，炙　**生姜**三两，切　**大枣**十二枚，擘

上七味，以水一斗二升，煮取六升，去滓，再煎取三升。温服一升，日三服。

【解析】

阳明病潮热，为胃实，大便硬而小便数；今大便溏，小便自可，则胃热未实，而水谷不别也。大便溏者，应气降而胸胁满去，今反不去者，邪气犹在半表半里之间。治宜小柴胡汤和解表里之邪气。

【原文】

阳明病，胁下硬满，不大便而呕，舌上白胎者，可与小柴胡汤。上焦得通，津液得下，胃气因和，身濈然而汗出解也。【230】

【解析】

阳明病，虽不大便不可攻之，因胁下硬满而呕，舌上胎白，皆少阳经病见证。治宜以小柴胡汤和解少阳邪气。则上焦得通，而胁不满硬矣。津液得下，而呕不发作。气通津下，胃气因和，便从里出，汗从表解，而邪随之而解。是以胃中硬满，不大便，而无少阳证者可攻；其有少阳证者，虽不大便，亦不可攻而宜和也。

【原文】

阳明中风，脉弦浮大而短气，腹都满，胁下及心痛，久按之气不通，鼻干不得汗，嗜卧，一身及面目悉黄，小便难，有潮热，时时哕，耳前后肿，刺之小差，外不解，病过十日，脉续浮者，与小柴胡汤。【231】

脉但浮，无余证者，与麻黄汤；若不尿，腹满加哕者，不治。【232】

麻黄汤方

麻黄_{三两，去节}　桂枝_{二两，去皮}　甘草_{一两，炙}　杏仁_{七十个，去皮尖}

上四味，以水九升，煮麻黄，减二升，去白沫，内诸药，煮取二升半，去滓。温服八合，覆取微似汗。

【解析】

浮大为阳，风在表；弦则为阴，风在里。短气腹满，胁下及心痛，风热壅于腹中而不通也。若寒客于内而痛者，按之则寒气散而痛止；此以风热内壅，故虽久按而气亦不通。阳明病，鼻干不得卧，自汗出者，邪在表也；此鼻干不得汗而嗜卧者，风热内攻，不干表也。一身面目悉黄，小便难，有潮热，时时哕者，风热攻于胃也。阳明之脉出大迎，循颊车，上耳前，过客主人，热胜则肿，此风热在经，故耳前后肿，刺之经气通，肿则小差。如此者，外证罢则可攻。若外证不解，虽过十日，脉续浮者，邪气在半表半里，与小柴胡汤以和解之；若其脉但浮而不弦大，无诸里证者，是邪但在表也，可与麻黄汤以发其汗，若不得尿，故腹加满，哕加甚者，正气不化，而邪气独盛，关格之疾也，故云不治。

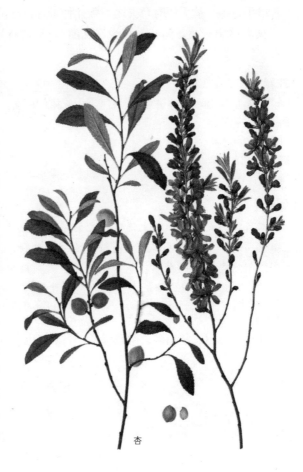

杏

145

【原文】

阳明病，自汗出，若发汗，小便自利者，此为津液内竭，虽硬不可攻下之，当须自欲大便，宜蜜煎导①而通之。若土瓜根及与大猪胆汁，皆可为导。【233】

<hr>

蜜煎导方

食蜜②七合

<hr>

上一味，于铜器内，微火煎，当须凝如饴状，搅之勿令焦著，欲可丸，并手捻作挺③，令头锐，大如指，长二寸许。当热时急作，冷则硬。以内谷道④中，以手急抱，欲大便时乃去之。疑非仲景意，已试甚良。

又大猪胆一枚，泻汁，和少许法醋⑤，以灌谷道内，如一食顷，当大便出宿食恶物，甚效。

【注释】

①导：导法，以润滑类药物纳入肛门，引起排便称之。
②食蜜：蜂蜜。
③挺：长条。
④谷道：肛门。
⑤法醋：食醋。

【解析】

本自汗，更又汗，则上焦之液已外竭，小便自利，则下焦之液又内竭。胃中津液两竭，大便硬可知。大便虽硬而小便自利，是内实而非内热矣。盖阳明之实，不患在燥而患在热。此内既无热，只须以蜜煎等润导之法外润其燥。连用三"自"字，见胃实而无变证者，当任其自然，而不可妄治。

【原文】

阳明病脉迟，汗出多，微恶寒者，表未解也，可发汗，宜桂枝汤。【234】

<hr>

桂枝汤方

桂枝三两，去皮　**芍药**三两　**生姜**三两　**甘草**二两，炙　**大枣**十二枚，擘

<hr>

上五味，以水七升，煮取三升，去滓，温服一升，须臾啜热稀粥一升，以助药力取汗。

阳明病脉浮，无汗而喘者，发汗则愈，宜麻黄汤。【235】

【解析】

此阳明之表证、表脉也。二证全同太阳，而属之阳明者，无头项强痛故也。二证乃风寒初中阳明之证，其见证与太阳中风、太阳伤寒相似，而阳明比太阳稍深，故中风之脉，不浮而迟，伤寒之脉，不紧而浮。以风寒之气，入肌肉之分，则闭固之力少，而壅遏之力多也，而其治法，则必与太阳少异，见有汗而恶寒者，必桂枝汤可解，无汗而喘者，非麻黄汤不发矣。

【原文】

阳明病，发热汗出，此为热越①，不能发黄也。但头汗出，身无汗，剂颈而还，小便不利，渴引水浆者，此为瘀热在里，身必发黄，茵陈汤主之。【236】

茵陈蒿汤方

茵陈蒿六两　　栀子十四枚，擘　　大黄二两，去皮

茵陈蒿六两
清热利湿

栀子十四枚
清热泻火

大黄二两
泻热逐瘀

上三味，以水一斗二升，先煮茵陈，减六升，内二味，煮取三升，去滓，分温三服，小便当利，尿如皂荚汁状，色正赤，一宿腹减，黄从小便去也。

【注释】

①热越：热邪向外发泄。

【解析】

阳明多汗，热随汗而外越，则邪不蓄而散，不能发黄。若但头汗出而身无汗，剂颈而还，则热不得外达；小便不利，则热不得下泄；而又渴饮水浆，则其热之蓄于内者方炽。而湿之引于外者无已，湿与热合，瘀郁不解，则必蒸发为黄矣。治以茵陈蒿汤苦寒通泄，使病从小便出也。

茵陈蒿汤为治疗湿热发黄的主方。方中茵陈蒿清利湿热退黄。栀子清热通

利，湿热从小便而泄。大黄泻热逐瘀，湿热从大便而下，三药合用，可清热、利湿、退黄。

【原文】

阳明证，其人喜忘者，必有畜血。所以然者，本有久瘀血，故令喜忘。屎虽硬，大便反易，其色必黑，宜抵当汤下之。【237】

抵当汤方

水蛭熬　　**虻虫**去翅足，熬，各三十个　　**大黄**三两，酒洗　　**桃仁**二十个，去皮尖及两人者

上四味，以水五升，煮取三升，去滓，温服一升，不下更服。

【解析】

阳明证，瘀血是病根，善忘是病情。此为阳明未病前症，前此不知，今因阳明病而究其由。屎硬为阳明病，大便当难而反易，原其故必有宿血，以血主濡也。血久则黑，火极反见水化也。此以大便反易之机，因究其色黑，乃得其病之根，因知前此喜忘之病情耳。

阳明蓄血证与太阳蓄血证，虽然病因、病位不同，前者为阳明燥热与瘀血相结合，病在肠胃；后者为太阳之邪循经化热入里，病在下焦，但是病机相同，皆为血热互结。治疗均用抵当汤，攻逐瘀血。

【原文】

阳明病，下之，心中懊恼而烦，胃中有燥屎者可攻。腹微满，初头硬，后必溏，不可攻之。若有燥屎者，宜大承气汤。【238】

【解析】

阳明病，攻下后，心中懊恼而烦，胃中有燥屎者，与阳明下后，心中懊恼，饥不能食者有别，彼为邪扰于上，此为热实于中。热实则可攻，当用大承气汤；若腹微满，初头硬，后必溏者，热而不实，邪未及结，则不可攻，攻之必胀满不能食也。

【原文】

患者不大便五六日，绕脐痛，烦躁，发作有时者，此有燥屎，故使不大便也。【239】

【解析】

患者热结阳明，为不大便五六日，绕脐痛，说明燥屎的主要部位在肠，烦躁发作有间歇性，乃燥屎结于肠道，腑气欲下行而不得，时而上冲所致。阳明燥结，不得大便，非大承气汤峻下不可。

【原文】

患者烦热，汗出则解，又如疟状，日晡所发热者，属阳明也。脉实者宜下之；脉浮虚者，宜发汗。下之与大承气汤，发汗宜桂枝汤。【240】

【解析】

烦热，热而烦也，是为在里。里则虽汗出不当解，而反解者，知表犹有邪也。如疟状，寒热往来，如疟之状，是为在表。表则日晡所不当发热而反发热者，知其里实亦成。是为表里错杂之候，故必审其脉之浮沉，定其邪之所在，而后从而治之。本条一证一脉，潮热、脉实，作为辨胃家实的客观指征，强调其证以胃家实为主，宜用下法泻其实，治以大承气汤。若脉浮虚者，即脉浮缓而弱，提示其证重在太阳，宜用汗法解表，治以桂枝汤。

此则天然不易之法矣。

【原文】

大下后，六七日不大便，烦不解，腹满痛者，此有燥屎也。所以然者，本有宿食故也，宜大承气汤。【241】

【解析】

本条论述了燥屎形成的原因，乃燥热与宿食相结而成。

大下之后，则胃弱不能消谷，至六七日不大便，则宿食已结不消，邪气复聚胃中，故使烦热不解而腹满痛，是知有燥屎也。与大承气汤以下除之。

【原文】

患者小便不利，大便乍难乍易，时有微热，喘冒不能卧者，有燥屎也，宜大承气汤。【242】

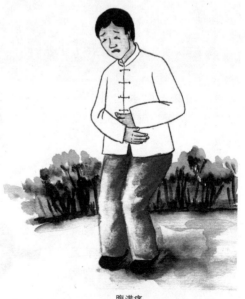

腹满痛

【解析】

　　小便不利者，其大便必溏。而有燥屎者，水液虽还入胃中，犹不足以润之，故大便乍有难时，乍有易时。大便乍难是梗阻的真凭实据。若时有微热，喘冒不得卧，则热气外攻内扰，而复上逆，知其聚于中且盛，故知有燥屎也，大便乍易不是燥屎消失，故与大承气汤以下燥屎。

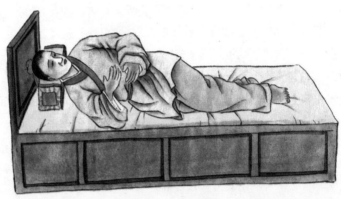

患者胃不和，喘冒不得卧

【原文】

　　食谷欲呕者，属阳明也，吴茱萸汤主之。得汤反剧者，属上焦也。【243】

吴茱萸汤方
吴茱萸一升，洗　　人参三两　　生姜六两，切　　大枣十二枚，擘

　　上四味，以水七升，煮取二升，去滓，温服七合，日三服。

【解析】

　　食谷欲呕，有中焦与上焦之别。盖中焦多虚寒，而上焦多火逆也。阳明中虚，客寒乘之，食谷则呕，故宜吴茱萸汤，以益虚而温胃。若得汤反

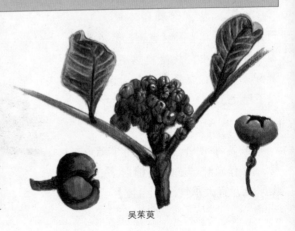

吴茱萸

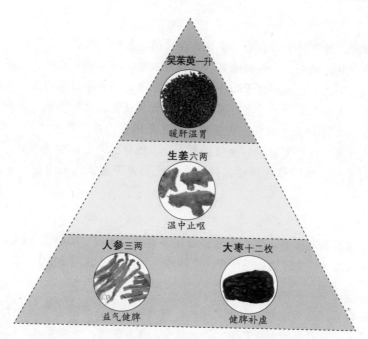

剧，则是上焦火逆之病，以痰饮在上焦为患，宜清降而不宜温养者矣。仲景于疑似之间，细心推测如此。

吴茱萸汤只能用于胃气虚寒而浊阴上逆之呕证，若胃中有热，或上焦有热用之呕反剧增。方中吴茱萸温中散寒，则吐利可除；人参安神定志，则烦躁可止；姜、枣调和营卫，则手足自温，头痛症状消失。

【原文】

太阳病，寸缓、关浮、尺弱，其人发热汗出，复恶寒，不呕，但心下痞者，此以医下之也。如其不下者，患者不恶寒而渴者，此转属阳明也。小便数者，大便必硬，不更衣十日，无所苦也。渴欲饮水，少少与之，但以法救之。渴者，宜五苓散。【244】

五苓散方
猪苓去皮　　白术　　茯苓各十八铢　　泽泻一两六铢　　桂枝半两，去皮

上五味，为散，白饮和服方寸匕，日三服。

【解析】

太阳病，脉阳浮阴弱，为邪在表，今寸缓、关浮、尺弱，邪气渐传里，则发热汗出，复恶寒者，为表证未解。邪传经入里，里不和者必呕，此不呕但心下痞者，医下之早，邪气留于心下。如其不下者，必渐不恶寒而渴，太阳之邪转属阳明。若吐、若下、若发汗后小便数，大便硬者，当与小承气汤和之；此不因吐下、发汗后，小便数，大便硬，若是无满实，虽不更衣十日亦无所苦，候津液还入胃中，小便数少，大便必自出也。随证治之，渴欲饮水者，少少与之，以润胃气，但审邪气所在，以法救之。如渴不止，为蓄水证，与五苓散治之。

【原文】

脉阳微而汗出少者，为自和也；汗出多者，为太过。阳脉实，因发其汗出多者，亦为太过。太过为阳绝于里，亡津液，大便因硬也。【245】

【解析】

脉阳微者，诸阳脉微，即正之虚也。故汗出少者，邪适去而正不伤，为自和，汗出多者，邪虽却而正亦衰，为太过也，阳脉实者，邪之实也。然发其汗，汗出多者，亦为太过，为其津亡于外，而阳绝于里也。热盛津伤，大肠失润，肠胃干燥，大便因硬也。

【原文】

脉浮而芤①，浮为阳，芤为阴，浮芤相搏，胃气生热，其阳则绝。【246】

【注释】

①芤（kōu）：浮大中空，按如葱管之脉象，主阴血不足。

【解析】

脉浮为盛于外，脉芤为歉于内。浮为阳，谓阳独盛也；芤为阴，谓阴不足也。浮芤相搏，阴阳不谐，阳有余而阴不足也。胃液枯竭，内虚生热，虽有阳气，无与为偶，亦如第245条之意，故曰其阳则绝。

【原文】

趺阳脉①浮而涩，浮则胃气强，涩则小便数，浮涩相搏，大便则难，其脾为约，麻仁丸主之。【247】

麻子仁丸方

麻子仁二升　**芍药**半斤　**枳实**半斤，炙　**大黄**一斤，去皮　**厚朴**一尺，炙，去皮　**杏仁**一斤，去皮尖，熬，别作脂

上六味，蜜和丸如梧桐子大，饮服十丸，日三服，渐加，以知为度。

【注释】

①趺阳脉：即足背动脉，在冲阳穴处。属阳明胃经。

【解析】

趺阳者，脾胃之脉，诊浮为阳，知胃气强；涩为阴，知脾为约。约者，约束也，《黄帝内经》曰：饮入于胃，游溢精气，上输于脾，脾气散精，上归于肺，通调水道，下输膀胱，水精四布，五经并行，是脾主为胃行其津液者也。今胃热亢盛，脾的功能被胃热所约束，脾的津液就不能输布于胃，但输膀胱，致小便数、大便难的脾约证。

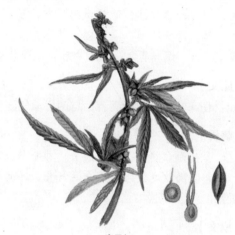

麻子仁

脾约证的特点，参考原文第244条："小便数者，大便必硬，不更衣十日，无所苦也。"小便多而大便硬，仅仅是肠中津液相对减少的缘故，即使十余日不解大便，患者也没有腹满痛等痛苦的表现，同时也排除了潮热、谵语等燥热现象，示

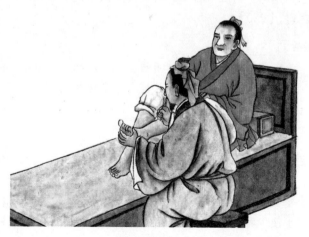

医生查看趺阳脉。

人不可与燥屎内结证相混淆。

脾约证治用麻子仁丸，通肠润燥。方中麻子仁、杏仁之甘，缓脾而润燥。芍药之酸，以敛津液。枳实、厚朴、大黄之苦，下燥结而泄胃强也。

【原文】

太阳病三日，发汗不解，蒸蒸发热者，属胃也，调胃承气汤主之。【248】

【解析】

太阳病经三日，已经发汗，阳气得泄则热当解而内热反炽，蒸蒸发热者，热聚于内，而气蒸于外，与太阳邪郁于外，而热盛于表者不同。必其人胃家素实，因发汗亡津液，而转属阳明也。三日正阳明发汗之期，此太阳证已罢，虽热未解，而头不痛、项不强、不恶寒反恶热，可知热已入胃，便和其胃，用调胃承气汤。调其胃气，返于中和，不使热盛气实，而劫夺津气也。

【原文】

伤寒吐后，腹胀满者，与调胃承气汤。【249】

【解析】

妄吐而亡津液，腹胀满者，邪不从吐而外散，反而因吐而内陷也。然胀形已具，自必攻之使去，而吐后气伤，不可以用大下之法。当与调胃承气汤和其胃气。

【原文】

太阳病，若吐、若下、若发汗，微烦，小便数，大便因硬者，与小承气汤和之愈。【250】

【解析】

此亦太阳之坏病，转属阳明。吐下发汗，皆损津液，表邪乘虚传里。大烦者，邪在表也；微烦者，邪入里也。小便数，大便因硬者，其脾为约也。用小承气汤和胃除热为主，润其燥也。此见小承气亦和剂，不是下剂。不取大下者，以津液先亡，不欲更伤其阴。

【原文】

得病二三日，脉弱，无太阳柴胡证，烦躁，心下硬，至四五日，虽能食，以小承气汤少少与，微和之，令小安，至六日，与承气汤一升。若不大便六七日，小便少者，虽不能食，但初头硬，后必溏，未定成硬，攻之必溏，须小便利，屎定硬，乃可攻之，宜大承气汤。【251】

【解析】

　　得病二三日，其脉弱，是日数虽浅，而邪已入里也。无太阳证，为表证已罢，无柴胡证，为无半表半里之证；烦躁心下硬者，邪气内甚也，病在阳明之里矣。辨阳明之虚实，在能食不能食。若病至四五日尚能食，则胃中无寒，而便硬可知，少与小承气汤和其胃气，令烦躁少安。不竟除之者，以其人脉弱，恐大便之易动故也。至六日复与小承气汤一升。至七日仍不大便，为胃家实。欲知大便之燥硬，既审其能食不能食，又当问其小便利不利。而能食必大便硬，后不能食，是有燥屎。小便少者，恐津液还入胃中，故虽不能食，初头硬后必溏。小便利者，胃必实，屎定硬，乃可攻之，与大承气汤。

【原文】

　　伤寒六七日，目中不了了①，睛不和②，无表里证，大便难，身微热者，此为实也。急下之，宜大承气汤。【252】

【注释】

①目中不了了：视物不清。了了，清楚。
②睛不和：眼球转动不灵活，即直视。

【解析】

　　本条是阳明病急下证之一，审证要点是"目中不了了，睛不和"。伤寒六七日，热盛而阴伤，五脏六腑之精将竭，不能上荣于目，故出现视物不清，眼球直视。虽然没有明显的、典型的阳明腑实的表现，然而大便难，身微热，则实证已具。合之"目中不了了，睛不和"，其胃热极阴伤无疑。故虽无大满大实，亦必急投大承气汤，峻下燥实，保存阴液。

【原文】

　　阳明，发热汗多者，急下之，宜大承气汤。【253】

【解析】

　　本条是阳明病急下证之二。发热汗多者，热盛于内，而津迫于外也，不下则热不除，不除则汗不止，汗出不止有竭阴之忧，故宜急与大承气汤下其腑热。

　　此时使用白虎汤之清法，扬汤止沸，急用大承气汤攻下方能釜底抽薪，热除汗止。

【原文】

　　发汗不解，腹满痛者，急下之，宜大承气汤。【254】

【解析】

本条是阳明病急下证之三。表虽不解，邪甚于里，急当救里，里和而表自解矣。炽热与肠中糟粕相结而成燥屎，梗阻于中，气机窒塞，不通则腹满痛。之所以急下，不但其病情发展迅速，而腹痛的程度十分严重，故当与大承气汤急下存阴。

【原文】

腹满不减，减不足言，当下之，宜大承气汤。【255】

【解析】

本条讲述阳明实证腹痛的特点。腹满不减，邪气实也。下后无变证，则非妄下。腹满如故者，下之未尽耳，治当更下之，与大承气汤。

【原文】

阳明少阳合病，必下利，其脉不负者，顺也；负者，失也。互相克贼，名曰负也。脉滑而数者，有宿食也，当下之，宜大承气汤。【256】

【解析】

阳明为土，少阳为木，二经合病，气不相和，则必下利。少阳脉不胜，阳明不负，是不相克为顺也。若少阳脉胜，阳明脉负者，是鬼贼相克，为正气失也。若脉滑而数，则阳明王而少阳负，以有宿食在胃，故邪气得归阳明，而成可下之证，治用大承气汤。

【原文】

患者无表里证，发热七八日，虽脉浮数①者，可下之。假令已下，脉数②不解，合热则消谷善饥，至六七日，不大便者，有瘀血，宜抵当汤。【257】

若脉数不解，而下不止，必协热而便脓血也。【258】

【注释】

①脉浮数：浮为阳盛，数为有热。
②脉数：指热邪。

【解析】

患者无表里证，与第252条同。发热七八日，而无太阳表证，知其热盛于内，而气蒸于外也，脉虽浮数，亦可下之以除其热，令身热去脉数解则愈。假令已下，脉浮去而数不解，知其热不在气而在血也。热在血，则必病于血，而其变亦有二。热气并于胃，为消谷喜饥。至六七日不大便者，其血必蓄于中若不并于胃，而下利不止者，其血必走于下。蓄于中者，为有瘀血，治宜抵当汤；走于下者，为协利而便脓血，宜入血清热而已。

【原文】

伤寒，发汗已，身目为黄①，所以然者，以寒湿在里，不解故也。以为不可下也，于寒湿中求之②。【259】

【注释】

①身目为黄：指阴黄，黄色晦暗无光泽。

②于寒湿中求之：寒湿发黄的治则，即温中散寒除湿。

【解析】

伤寒发汗已，热与汗越，不能发黄，而反身目为黄者，以寒湿深入在里，汗虽出而寒湿不与俱也。寒湿在里，必伤于脾，脾伤而色外见，则身目为黄，寒湿在里，与瘀热在里不同，因此非汗、下、清三法可治。太阴之上，湿气主之，则身目黄而面不黄，以此知系在太阴，而非阳明病矣。"于寒湿中求之"意非温中散寒而除湿不可。

【原文】

伤寒七八日，身黄如橘子色①，小便不利，腹微满者，茵陈蒿汤主之。【260】

【注释】

①身黄如橘子色：湿热发黄的特征，黄色鲜明如橘子色。

【解析】

伤寒七八日，阳气重也。身黄如橘子色，色黄而明，为阳黄也。此热结在里之证，小便不利，腹微满，治当用茵陈蒿汤利小便，退黄逐热。

本条遥接第236条，再论用茵陈蒿汤治湿热发黄。第236条侧重叙述湿热发黄的病因病机，本条则详述湿热发黄的特征及证候。身黄、目黄、小便黄三黄，黄色鲜明如橘子色，是湿热发黄的特征及表现。

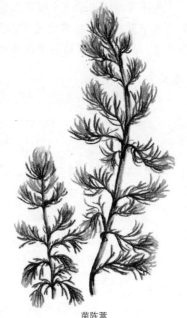

茵陈蒿

157

【原文】

伤寒①身黄发热者，栀子檗②皮汤主之。【261】

栀子檗皮汤方

肥栀子十五个，擘　甘草一两，炙　黄檗二两

上三味，以水四升，煮取一升半，去滓，分温再服。

【注释】

①伤寒：外感病。

②檗：柏。

【解析】

身黄、发热是湿热相结合的阳黄。无汗或但头汗出，小便不利，心烦懊恼，亦是本条应见之证。治用栀子檗皮汤清热泄湿退黄，兼以护中。

方中栀子苦寒，清泄三焦之热而又通调水道，使湿热从小便而出。黄檗苦寒，善清下焦湿热。甘草甘温和中，以防苦寒之药伤胃。三药相配，清泄三焦，使湿去热除而正安，黄疸自愈。

茵陈蒿汤中栀子与大黄配伍清泄而通腑，加上茵陈，清热利湿退黄力较强，故适用于湿热壅滞较盛之发黄；栀子檗皮汤中栀子与黄檗配伍，长于清泄而薄于通腑，配以甘草健脾扶中，故适用于正气微虚，湿热不盛之发黄。

【原文】

伤寒瘀热在里，身必发黄，麻黄连轺①赤小豆汤主之。【262】

麻黄连轺赤小豆汤方

麻黄二两，去节　连轺二两，连翘根是　杏仁四十个，去皮尖　赤小豆一升　大枣十二枚，擘　生梓白皮一升，切　生姜二两，切　甘草二两，炙

上八味，以潦水②一斗，先煮麻黄再沸，去上沫，内诸药，煮取三升，去滓，分温三服，半日服尽。

【注释】

①连轺（yáo）：连翘根。今多用连翘。

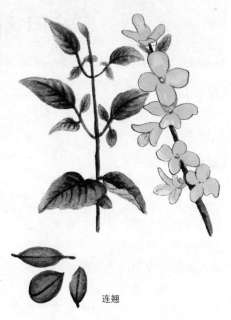

②潦水：地面流动的雨水，古人称"无根之水"。因其无根味薄，故不助湿气。

【解析】

外有寒邪束表，瘀热在里，湿热蕴郁在里而身发黄，当见心烦懊侬，小便不利，身黄如橘子色等。也就是里有湿热发黄，外有风寒束表。治疗当以麻黄连轺赤小豆汤在外宣散表邪，在里清热利湿退黄。

方中麻黄、生姜、杏仁三药，辛温解表散邪，又开提肺气以利水湿之邪。连翘、赤小豆、生梓白皮三药，辛凉而苦，清热利湿以退黄。生梓白皮今无，可用茵陈或桑白皮代替。甘草、大枣甘温，健脾和胃。诸药合用，使表里宣通，湿热泄越，其病自愈。

连翘

◎辨少阳病脉证并治◎

【原文】

少阳之病，口苦、咽干、目眩也。【263】

【解析】

本条讲述少阳病的审证提纲。

口苦、咽干、目眩三证，标志着病邪传入少阳，是少阳胆腑有郁热的表现。胆腑郁热，蒸迫津液上溢则口苦，少阳郁火灼伤津液则咽干，少阳之脉起于目锐眦，胆与肝合，肝开窍于目，少阳木火之气循经上扰清窍，则头晕目眩。

【原文】

少阳中风，两耳无所闻，目赤，胸中满而烦者，不可吐下，吐下则悸而惊。【264】

【解析】

少阳中风即少阳经感受风邪。足少阳胆经起于目锐眦，上头角，下耳后，入耳中，下贯胸膈；手少阳三焦经，布膻中，散络心包，下膈。风为阳邪，其性善行而数变，遇火则热，得水则寒。少阳主火，受风邪影响，易于升腾。风火循经上行，扰于清窍，故耳聋、目赤。

邪伤少阳经脉，经气不畅则胸

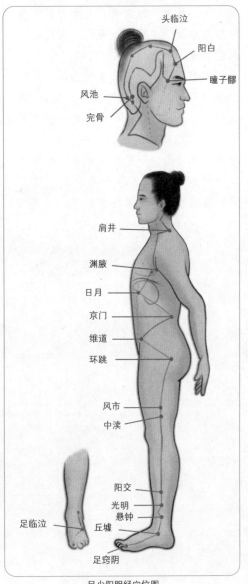

足少阳胆经穴位图

中满闷；邪入少阳胆腑化热，胆腑郁热循经上扰心神，则心烦。若见"胸中满而烦"就误认为是实邪内阻，妄施吐、下之法，则病必不除。不仅对少阳之邪没有起到治疗作用，反而还要耗伤气血，以致心神失养，胆气虚损，而产生心悸、惊惕等变证，故少阳病禁用吐、下之法。

【原文】

伤寒，脉弦细，头痛，发热者，属少阳。少阳不可发汗，发汗则谵语，此属胃①，胃和则愈，胃不和，则烦而悸。【265】

【注释】

①胃：指阳明。

【解析】

少阳初受寒邪，病全在表，故头疼发热与太阳表证同，与五六日而往来寒热之半表不同也。弦为春脉，细则少阳初出之象也。但见头痛发热，而不见太阳脉证，则弦细之脉，断属少阳，而不可作太阳治矣。少阳少血，虽有表证，不可发汗。发汗则津液越出，相火燥必胃实而谵语。"此属胃"是已经由半表半里的少阳胆热转化为纯粹在里的阳明胃热，属于里热亢盛的实热证候。

胃热实证的转归如何，需视胃气能否自和，以及津液能否自复来决定。若胃气能够自和，则胃热可以自行消除，津液可以自行恢复，深昏谵语等症状也可以自止。然胃热津伤常难以自和，需施以清泄热邪、滋养津液等法，如少与调胃承气汤微和胃气，始能令其恢复，即"胃和则愈"。若胃气不和，是迁延失治或治非得法，以致胃热津伤更重。如果燥热亢盛，持续不解，津液不能恢复，将进一步耗伤阴血，阴血伤则心失所养，故可见心烦、心悸等证。

【原文】

本太阳病不解，转入少阳者，胁下硬满①，干呕不能食，往来寒热，尚未吐下，脉沉紧②者，与小柴胡汤。【266】

小柴胡汤

柴胡半斤　人参三两　黄芩三两　甘草三两，炙　半夏半升，洗　生姜三两，切　大枣十二枚，擘

上七味，以水一斗二升，煮取六升，去滓，再煎取三升。温服一升，日

三服。

【注释】

①胁下硬满：同胸胁苦满，但气机郁滞略重。

②紧：为弦之甚，反映郁滞较重。

【解析】

本为太阳病，由于治疗不及时或误治，病邪不但没有解除，反而化热入里，转入少阳。"胁下硬满"是少阳经气不利的反映；"干呕不能食"是少阳气郁而胃气不和，"往来寒热"是正邪交争于半表半里，而互有进退。此时如果未经吐、下等误治，而脉见沉紧者，可用小柴胡汤治疗。

少阳病主脉本应为弦细，而此处却谓"沉紧"，皆因"本太阳病不解，转入少阳"，邪离太阳之表，则其脉不浮，相对之下，亦可谓之"沉"，并显示太阳表证已解。紧脉虽然不是少阳主脉，但弦之甚者，亦类似于"紧"。合称"沉紧"，寓有少阳经脉气机郁滞不伸之意。

【原文】

若已吐、下、发汗、温针，谵语，柴胡汤证罢，此为坏病，知犯何逆，以法治之。【267】

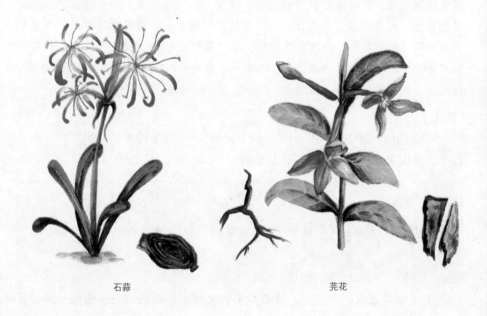

石蒜   芫花

【解析】

本条承接第 266 条而来，彼言太阳传少阳，未经吐、下之治法，仍以和解为主，可与小柴胡汤。此言少阳病迭用汗、吐、下、温针等法，误治再三，已成坏病。少阳本无"谵语"，今发"谵语"，是病情恶化。柴胡汤证罢，即"往来寒热、胸胁苦满、默默不欲饮食、心烦喜呕"以及"口苦、咽干、目眩"等少阳病证已经消失，病离少阳之半表半里，而全陷入于里。"坏病"则病情更加沉重而复杂，难以再用六经论证直指其名，亦难以用一种或几种治法说清楚，故需"观其脉证，知犯何逆，随证治之"。至于具体治疗方法，则要观察其脉证变化，详究其致病根源，从而制定相应的治疗方法。

【原文】

三阳合病，脉浮大，上关上①，但欲眠睡，目合则汗。【268】

【注释】

①上关上：指脉象浮大而长，直达关部以上至寸部。

【解析】

三阳合病是指太阳、阳明、少阳三阳病证同时出现，脉"浮"属太阳，"大"属阳明，"上关上"属少阳。"上关上"谓脉长直有力，与少阳弦脉同类，盖弦脉则端直以长，如张弓弦。三阳之脉亦并见。

邪热壅盛，扰于神明，则昏昏而欲睡。此处"但欲眠睡"要和少阴病"但欲寐"相区别。三阳合病，但欲眠睡，其脉浮大，上关上，是一派阳热旺盛之象。少阴病，但欲寐，脉见微细，是一派阳衰阴盛之证。二者虽均有但欲眠睡，但寒热虚实迥异。眼睛闭上就出汗，亦称为盗汗。少阳为半表半里而主枢，关系人体阴阳表里出入之机。目合则阳入于阴，少阳本主相火，阳热内迫，则里热更盛。阳加于阴谓之汗，里热盛而逼津外渗，所以目合则汗。这正是少阳经有邪热的反映。

本条所述三阳合病，仍以少阳邪热为重，治当先从少阳论治，以和解枢机、清泄胆热为主，使枢机利、表里和，则三阳病证可解。

【原文】

伤寒六七日，无大热，其人躁烦者，此为阳去入阴①故也。【269】

【注释】

①阳去入阴：此处的阴阳指表里，即表证转化为里证。

【解析】

"伤寒六七日，无大热"，应是外感病已经过了一个周期，发热、恶寒、头痛、脉浮等表证已经消失。今身无大热，其人躁烦，则是表证不复存在，病邪已经向里传变。患者"无大热"可推测为身有热而热不甚，"躁烦"则可推测为轻度烦躁而情绪不安，热邪未尽入里，而尚在半表半里之间，与少阳枢机不利、不能枢转有关。邪气由表入里，常以少阳为通路，因为少阳为表里之枢。若表邪不甚，人体正气亦偏弱，则病邪在由表入里的过程中，就有可能稽留于表里之间，而发生"无大热，其人躁烦"的情况。治从少阳，用小柴胡汤和解之，则其证可以消失。

【原文】

伤寒三日，三阳为尽①，三阴当受邪。其人反能食而不呕，此为三阴不受邪也。【270】

【注释】

①伤寒三日，三阳为尽：《黄帝内经》的传经理论，一日太阳，二日阳明，三日少阳。

【解析】

本条讲述表邪不传三阴的辨证。

此处"伤寒三日"仅为举例而言，临证不必拘泥日数。伤寒病已过数日，按一般规律，三阳经传尽，三阴经当受邪。而三阴受邪，太阴则首当其冲，因为太阴为三阴之始。太阴病证见腹满而吐、食不下等，而今"其人反能食而不呕"，表明脏气未虚，中州健运，脾胃之气调和。太阴脾气健旺，则少阴、厥阴亦安，既不见少阴吐利、欲吐不吐，更无厥阴饥不欲食、食则吐蛔，自是未传三阴，故谓"三阴不受邪也"。

本条的辨证意义还在于临床治疗疾病时，需要注意少阳之气的盛衰，只要少阳之气不衰，病邪就有可能外解，未必一定会由表入里而传入三阴。

【原文】

伤寒三日，少阳脉小者，欲已也。【271】

【解析】

伤寒三日，病邪已经传入少阳。少阳病，应见弦脉，而今脉象不弦反小，反映邪气已经衰退，正气尚待恢复，说明少阳胆热已衰，是病情向愈的征象。

临床最好脉证合参：伤寒三日，病传少阳，脉小，并诊得全身证候也逐步减轻，趋于平和，表明少阳之邪已退，病将向愈。而如果少阳之脉虽小，而证候却不减轻，甚至加重，则是邪盛正虚，病邪有内陷之势，需作鉴别。

【原文】

少阳病，欲解时，从寅至辰上①。【272】

【注释】

①从寅至辰上：凌晨3时到上午9时。

【解析】

本条讲述少阳病欲解的时间。

寅至辰，指寅、卯、辰三个时辰，即现在的三时至九时，共六个小时。卯时前后是日出阳升之时。少阳属木，其气通于春。寅卯主木，少阳始生，即少阳主时也。少阳病为枢机不运，胆火内郁之证。此时乘自然界阳气之升，被郁的胆火容易疏泄，则枢机自能运转，三焦得以通畅，故为少阳病欲解之时。

◎辨太阴病脉证并治◎

【原文】

太阴之为病，腹满而吐，食不下，自利益甚，时腹自痛。若下之，必胸下结硬①。【273】

【注释】

①胸下结硬：胃脘部痞结胀硬。

【解析】

太阴虚寒证是脾阳脾气虚弱，寒湿内蕴所致。因脾主运化，脾阳不足，阳虚生寒，水谷失运，易见寒湿停滞、阻碍中焦气机之证，故见腹部胀满。脾胃互为表里，太阴脾病，水谷不化，浊阴不降，上逆于胃则吐；清气不升，寒湿下注，则见自利。由于此下利非因外邪及攻下造成，故称自利。自利益甚言其腹满、腹痛、食不下等证，皆随着下利的加重而加重。这是因为随着下利的加重，脾阳脾气也就越虚，因此所伴随的虚寒性腹满、腹痛的证候也就越重。脾脏虚寒，纳化失司，则饮食难下，故曰："食不下。"治当温中散寒，健脾燥湿。

【原文】

太阴中风，四肢烦疼，阳微阴涩①而长者，为欲愈。【274】

【注释】

①阳微阴涩：脉象浮取微，沉取见涩。阳微，即风邪欲解。阴涩，即太阴不足。

【解析】

脾主肌肉、四肢，脾阳不足，防御力量下降，易见外邪侵犯四末之证，所以称之为太阴中风而非太阳中风，因病证出现在四末，而四末为脾所主之故。

太阴中风是本虚基础上外邪侵袭之证，因其阳气本虚，邪犯亦少，故脉浮取微弱，沉取见涩，脉由微涩转为长是脾气有恢复之机，正气有驱邪外出之象，此为欲解之候。

太阴中风与太阳中风证不同之处在于：证见四肢烦疼，病位在四末，太阳中风证病位遍及周身体表，故见全身疼痛。另外，太阳中风证正气不虚，故与邪相争剧烈而恶寒发热明显，本证正气内虚无力与邪争故仅见四肢烦疼。

【原文】

太阴病愈解时，从亥至丑上^①。【275】

【注释】

①从亥至丑上：21 时到次日 3 时。

【解析】

太阴病是脾阳气不足的虚寒证。亥子丑三个时辰为自然界阴极阳生之时，已虚之脾阳得自然界阳气之助可渐得振奋，故为太阴病欲解之时。

【原文】

太阴病脉浮者，可发汗，宜桂枝汤。【276】

桂枝汤方

桂枝三两，去皮　芍药三两　甘草二两，炙　生姜三两，切　大枣十二枚，擘

上五味，以水七升，煮取三升，去滓，温服一升。须臾啜热稀粥一升，以助药力，温覆取汗。

【解析】

太阴病本是脾虚证，今脉浮，表证明显，是外感表邪，且脾虚不甚，故"可发汗"。但不能用麻黄汤峻汗，而只能用桂枝汤，因桂枝汤既可外和营卫以祛风解肌，又能内调脾胃以治中焦，特别适合中气虚不甚而夹有表邪者。

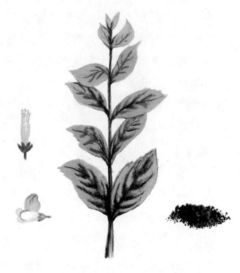

青黛

【原文】

自利不渴者，属太阴，以其脏有寒^①故也。当温之，宜服四逆辈^②。【277】

【注释】

①脏有寒：脾脏有虚寒。
②四逆辈：四逆汤一类的方药。

【解析】

本证性质属太阴虚寒，下利、口不渴是太阴阳虚证的特征表现。当有腹满时痛，喜得温按，舌淡胖有齿印苔薄腻，脉浮缓无力等。阳虚则生内寒，水湿不化，治疗当予兼顾。"当温之"是基本治疗原则，宜在温阳健脾的同时，兼以祛寒燥湿。文中提出宜服四逆汤一类的方药，而未给出且具体方剂，意在根据病情轻重，灵活选方。

【原文】

伤寒脉浮而缓，手足自温者，系在太阴。太阴当发身黄，若小便自利者，不能发黄。至七八日，虽暴烦，下利日十余行，必自止，以脾家实①，腐秽②当去故也。【278】

【注释】

①脾家实：脾阳恢复。实，指正气充实。
②腐秽：腐败秽浊之物，此处指肠中停留时间较久的大便。

【解析】

第277条是太阴寒湿，脉当沉细；本条是太阴湿热，故脉浮缓。首揭伤寒，知有恶寒证。浮而缓是桂枝汤脉证。然不发热而手足温是太阴伤寒，而非太阳中风。手足自温非太阴定证，见太阴有寒手足必寒，有热则手足必温。则伤寒之邪不传阳明而传入太阴，而其脉仍浮则其邪未尽入，故曰系在太阴，谓以太阳而内连太阴也。太阴受热而汗不出者，热与湿搏当发身黄。若小便自利者，其热得通不能蒸郁为黄矣。至七八日暴烦下利者，正气内作，邪气欲去也，虽日十余行，继必自止。所以然者，脾家本有秽腐当去，故为自利，秽腐尽则利亦必自止。

【原文】

本太阳病，医反下之，因而腹满时痛者，属太阴也，桂枝加芍药汤主之。大实痛①者，桂枝加大黄汤主之。【279】

桂枝加芍药汤方

桂枝三两，去皮　　芍药六两　　甘草二两，炙　　大枣十二枚，擘　　生姜三两，切

上五味，以水七升，煮取三升，去滓，温分三服，本云桂枝汤，今加芍药。

桂枝加大黄汤方

桂枝三两，去皮　　大黄二两　　芍药六两　　生姜三两，切　　甘草二两，炙　　大枣十二枚，擘

上六味，以水七升，煮取三升，去滓。温服一升，日三服。

【注释】

①大实痛：腹部持续作痛，并且满痛俱甚。

【解析】

太阳病，当用辛散解表之法，误用攻下，则表邪内陷。误下伤脾，邪陷入里，土壅则木郁，终则形成太阴气滞络瘀之证。气滞不畅，络脉瘀滞不通，因见腹部胀满不舒，疼痛阵作，治用桂枝加芍药汤。若证情较重，则患者可见"大实痛"之候，即患者腹痛程度较重，无有休止，气滞络瘀的程度也较为严重，治宜桂枝加大黄汤。

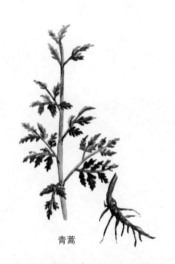

青蒿

桂枝加芍药汤在桂枝汤基础上倍用芍药，以达辛温宣通、缓肝舒挛、通络止痛之效。方中桂枝、甘草温通和脾；芍药酸收，缓肝之急，兼能通络行痹止痛；生姜、大枣和胃益脾，莫安中焦，并能防肝木之乘，适用于脾滞土壅而肝木乘之的腹满时痛证。

桂枝加大黄汤是在桂枝加芍药汤的基础上再加大黄。加大黄是用于大实痛之证，意在增强其通络止痛之力。同时，由于大黄可入于肠胃，使脐气通畅，则脾土壅滞易解。

【原文】

太阴为病脉弱，其人续自便利，设当行①大黄芍药者，宜减之，以其人胃气弱，易动故也。【280】

【注释】

①行：使用。

【解析】

太阴脉本弱，胃弱则脾病，内因也。若因于外感，其脉或但浮，或浮缓，是阴病见阳脉矣。下利为太阴本证。自利因脾实者，腐秽尽则愈；自利因脏寒者，四逆辈温之则愈。若自利因太阳误下者，则腹满时痛，当加芍药；大实痛者，当加大黄。宜量减与之，所以然者，胃气弱而不振，邪气不聚而易动，故可以缓图，而不宜峻攻之。

◎辨少阴病脉证并治◎

【原文】

少阴之为病，脉微细，但欲寐也。【281】

【解析】

本条讲述少阴病寒化病脉证提纲。

脉微细，微者，薄也，微脉，指脉来微弱无力，脉搏波动幅度极小。少阴属心、肾两脏，心主血，属火，肾藏精，属水。久病则心肾两虚，如阳气衰微，无力鼓动气血运行则脉微；阴血虚少，脉道不充则脉细。本条重点在脉微，因为微脉的形状必细。细脉主阴血虚少，不一定兼微。"但欲寐"非真能入睡，而是患者精神萎靡，处于似睡非睡状态，是心神阳虚、阴寒内盛、神失所养所致。治当温阳，才能防止其向亡阳厥脱转变。

【原文】

少阴病，欲吐不吐，心烦，但欲寐，五六日，自利而渴者，属少阴也，虚故引水自救。若小便色白者，少阴病形悉具。小便白者，以下焦①虚有寒，不能制水，故令色白也。【282】

【注释】

①下焦：指肾脏。

【解析】

少阴阳虚阴盛，下焦阳气衰微，寒邪上逆，使胃气失于和降，故欲吐，然由于肠胃空虚，所以虽欲吐而不能吐。阴寒盛于下，则虚阳易于上扰，且虚阳与寒邪相争，故心烦。少阴阳虚已甚，神疲不支，故但欲寐。

少阴虚寒，治当温阳祛寒。然推延至五六日，则阳虚阴盛更甚，火不暖土，脾失升运，发生自利。阳衰不能蒸化津液，津不上乘，故口渴，但渴喜热饮，饮量亦必不多，即"虚故引水自救"，以充养阳气和阴液。小便色白清长，是阳虚寒盛的确证，在欲吐不吐，心烦，自利而渴等证之后，再加上小便色白，则"少阴病形悉具"。"小便白者，以下焦虚有寒，不能制水，故令色白也"，是对下焦阳虚阴盛而小便色白机制的阐述。因自利而渴并非专属少阴寒证，必须参考小便情况，才能确诊无误。小便色白清长是少阴阳虚寒化证的又一辨证要点。

【原文】

患者脉阴阳俱紧，反汗出者，亡阳也，此属少阴，法当咽痛，而复吐利。【283】

【解析】

脉阴阳俱紧，阴阳是指尺寸而言，阴阳俱紧，实际是泛指寸关尺三部脉俱紧。紧脉主寒，如属太阳伤寒，其脉当浮而阴阳俱紧，并见无汗、恶寒、头痛、身疼等证。今不见太阳表邪的特征，应为寒邪伤于少阴之里的表现，因此其脉当寸关尺三部脉俱沉紧。反汗出，为寒盛伤阳，阳不摄阴所致，从而提示此并非太阳表寒，而属少阴里寒。少阴之脉循喉咙，夹舌本，阴寒循经郁结于咽喉，故咽痛为寒伤少阴之经的表现。寒盛伤阳，阴寒内盛，寒伤少阴之脏，故见吐利。

【原文】

少阴病，咳而下利谵语者，被火气劫①故也，小便必难，以强责少阴汗也。【284】

【注释】

①被火气劫：被火气所伤。

【解析】

少阴病的本质是阳虚或阴虚之候，"咳而下利"，既可见于阴盛阳虚，或兼水气，又可见于阴虚有热，或兼水气。无论阳虚阴盛，还是阴虚有热，都不可用发汗法治疗。阴虚火旺者，误用火，强发其汗，火气劫夺津液，耗其胃液，胃干则见谵语。发汗更伤少阴阴液，肾阴伤则化源不继，肾燥则小便必难。"被火气劫故也"和"以强责少阴汗也"就是对"谵语""小便必难"病因病机的注解。

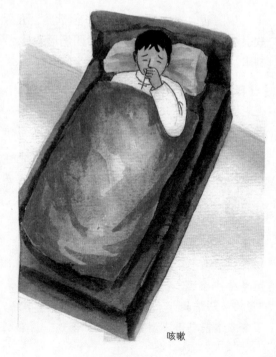

咳嗽

【原文】

少阴病，脉细沉数，病为在里，不可发汗。【285】

【解析】

少阴病属里属虚。病里则脉必沉；病虚则脉多细。沉细相兼，主病里虚。凭此二脉，就可断定不可发汗。数脉主热，也主虚，热病虚证多见脉数。在少阴病，热化证，阴虚则火旺，虚火致数，误汗则易伤阴动血；寒化证，阴盛格阳，虚阳外越致数，误汗，则致虚阳外脱。少阴里证，无论热化证还是寒化证，均禁用发汗。

【原文】

少阴病，脉微，不可发汗，亡阳故也。阳已虚，尺脉弱涩者，复不可下之。【286】

【解析】

少阴病，脉微，为阳气虚，误汗则有大汗亡阳之虞，故曰"不可发汗"。尺脉弱涩，为阴血不足，下则伤阴。故阳气既虚，复见尺脉弱涩者，为阴阳两虚，非特不可发汗，亦不可使用攻下法。

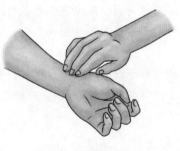

尺脉切诊方法

【原文】

少阴病脉紧，至七八日，自下利，脉暴微①，手足反温，脉紧反去者，为欲解也，虽烦下利，必自愈。【287】

【注释】

①脉暴微：脉紧突然变为微弱。

【解析】

少阴病脉紧，当是寸关尺三部脉俱沉紧，这是寒邪太盛的表现，而不是真阳衰微的特征。此证至七八日，出现了自下利，当为阳气恢复，驱除寒浊邪气外出的表现，而不是下利清谷，完谷不化。脉暴微和脉紧反去，言脉由紧突然转微，紧脉消失了，这是寒邪衰退的特征。手足反温，则是阳气恢复的表现。寒邪消退，正气已复，阴阳平和，则其病向愈，所以说"为欲解也"。虽烦，下利，必自愈，烦是阳气来复，与寒邪相争的表现，下利是寒浊从下而泄，驱邪外出的途径，因而"必自愈"。

原文第 278 条讨论的是太阴浊湿腐秽在体内存留至七八日时，脾阳恢复，可以通过下利的方式，将体内的湿浊腐秽排出体外，从而自愈。本条讨论的是少阴寒浊不化，在体内存留七八日时，肾阳恢复，可以通过下利的方式，将体内的寒浊邪气排出体外，从而自愈。两条所述机制相同，由此可见，太阴病和少阴病可以自愈者，是邪盛伤阳证，而不是正虚阳衰证，其病程皆为七八天时间，其驱邪方式皆为通过下利将邪气排出体外。

【原文】

少阴病，下利，若利自止，恶寒而蜷卧，手足温者，可治。【288】

【解析】

少阴病，阳虚阴盛之下利，必见恶寒而蜷卧等证，若下利止而手足渐转温和，则利止为阳复阴退之征，为病情好转，是时虽仍恶寒蜷卧，而其预后一般较好，故曰"可治"。但"可治"并非不药而愈，且病至少阴，一般较重，仍必须采取积极有效的治疗措施，扶阳抑阴之剂仍不可少，需谨慎对待。若下利虽止，但其手足厥冷反甚，则利止不是阳复，而是阴竭，为病情转剧之征，预后不良。

【原文】

少阴病，恶寒而蜷，时自烦，欲去衣被者，可治。【289】

【解析】

少阴病，恶寒而蜷，是少阴阴盛阳虚之证，背为阳，腹为阴，阳盛则作痉，阴盛则蜷卧。若利止时时自烦，欲去衣被，则有可能是阳气已复而阴邪将退，故为可治。但其时必有手足温和而不厥冷等阳气来复之证同见。

【原文】

少阴中风，脉阳微阴浮者，为欲愈。【290】

【解析】

少阴中风应是少阴经脉自中风邪之证。第 274 条太阴中风证的表现是"四肢烦疼"，而本条少阴中风证的表现原文没有提及。阳微阴浮，阴阳指脉之尺寸取而言，少阴中风，寸脉当见浮象，尺脉应见沉象。寸脉浮为表受风邪之征，尺脉沉为少阴正气不足之象。今寸脉由浮变微，符合《素问·离合真邪论》所说"大则邪至，小则平"的特征，提示邪气已衰。尺脉由沉变浮，提示阳气已复。正复而邪衰，为欲愈。

原文第 287 条的自愈证与本条的向愈证，皆是以邪气盛为主的少阴病，如果是以阳气虚衰为主的少阴病，不经治疗则难自愈。

【原文】

少阴病欲解时，从子至寅上①。【291】

【注释】

①子至寅上：指子、丑、寅三个时辰，23 时后至次日 5 时前的这段时间。

【解析】

子、丑、寅三个时辰，正是阳气渐升之时，阳长则阴消，阳进则阴退，而少阴病多为心肾阳衰之证，少阴得阳生之气，有利于消除全身阴寒之邪，寒退则病可解，故"从子至寅上"为少阴病欲解时。

【原文】

少阴病，吐利，手足不逆冷，反发热者，不死。脉不至者，灸少阴七壮①。【292】

【注释】

①灸少阴：用艾火灸少阴经脉所循行的穴位。七壮：每艾灸 1 炷为 1 壮，7 壮就是灸 7 个艾炷。

【解析】

少阴病虽见吐利，但手足不逆冷，则表明阳虚不甚，中土之阳气尚强；手足不逆冷而"反发热"是阳能胜阴，所以断为"不死"，"不死"则为"可治"。

证属阳虚不甚而非阴阳离决，脉不至者，是吐利交作，元气暴虚，脉一时不能接续，故言"脉不至"也。其治疗当以温通阳气为法，使阳气通则脉自至，"灸少阴"有温通阳气的作用，脉必自至。示人药物治疗之外，还可用灸法。太溪、复溜、涌泉等可用，灸关元、气海则更好。

【原文】

少阴病，八九日，一身手足尽热者，以热在膀胱，必便血也。【293】

【解析】

本条讲述少阴病热化证之变证。是证"一身手足尽热"是其辨证要点，一则可以与阴盛格阳证鉴别，二则可以作为热在膀胱的标志。因膀胱外应皮毛，热在膀胱，故一身手足尽热。热涉膀胱血分，热伤血络，络伤则血不循经，故可发生便血。

【原文】

少阴病，但厥无汗，而强发之，必动其血，未知从何道出，或从口鼻，或从目出，是名下厥上竭，为难治。【294】

【解析】

少阴病本"不可发汗"，误汗则有亡阳脱液之变。

病入少阴，气血阴阳均已虚损。厥为阳气虚衰，无汗则是尚未至亡阳的表现，治当以温肾回阳为法，切不可发汗。若强行发汗，不但伤阳，而且伤阴，更能扰动营血，血随虚阳上涌，循清窍而出，或从口鼻而出，或从眼目而出。厥逆因阳气衰于下，故称"下厥"，阴血又从口鼻眼目外出而竭于上，故称"上竭"。下厥治当用温，而上竭又不宜用温；上竭当用清凉，但又碍于下厥。顾此失彼，相反相妨，故"为难治"。

本条与第293条同为少阴出血，但第293条之证是少阴之邪热涉于膀胱，热邪迫血妄行，血从下出，无阳亡阴竭之变；本条之证血从上出，是阳厥于下而阴竭于上，阴阳两竭。二者病理机转不同，故本条言明"难治"。

【原文】

少阴病，恶寒身蜷而利，手足逆冷者，不治。【295】

【解析】

少阴病有寒化证和热化证之分，寒化证为阳虚阴盛，预后的吉凶决定于阳气的存亡。恶寒，身蜷而利，手足逆冷，此内外寒极，纯阴无阳，所以断为"不治"。

所谓"不治"，只是说明病情危重，预后较差，非无法可治，如能采取积极有效措施，投以四逆、白通等一类回阳之剂，或可挽救。

【原文】

少阴病，吐利，躁烦，四逆者死。【296】

【解析】

少阴病，吐利交作，是阴盛阳衰之候，是时出现躁烦，是已衰之阳与阴邪相争，但正不敌邪，病情进一步恶化。吐利躁烦而又增四逆，显是阳气衰竭，所以断为死候。

此属久病危候，是先见吐利躁烦，后见四逆，以躁扰为主，是虚阳虽勉强与阴寒之邪相争，但争而不胜，残阳欲绝，故预后不良。

【原文】

少阴病，下利止而头眩，时时自冒^①者死。【297】

【注释】

①自冒：眼前发黑，目无所见的昏晕。

【解析】

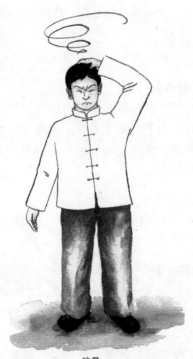

眩晕

少阴阴盛阳虚之下利，若下利自止，则有阳气来复疾病向愈的希望，但是时必须有"手足温"作为阳气来复的佐证，第288条"少阴病，下利，若利自止，恶寒而蜷卧，手足温者，可治"即是其例。本条虽亦下利止，但却未见"手足温"之证，反见"头眩、时时自冒"之证，可见此时下利止并非阳气来复，而是阴液下竭，阳气上脱的危象，阴液竭于下，无物可下而下利止，阴竭则阳失依附而浮越于上，故"头眩、时时自冒"。阴竭阳越，阴阳离决在即，故断为死候。

【原文】

少阴病，四逆，恶寒而身蜷，脉不至，不烦而躁者，死。【298】

【解析】

少阴病，四逆、恶寒、身蜷，是阳虚阴盛之证，其脉不至，显较脉微欲绝为甚，血行脉中，须阳气以推动，真阳虚极，无力鼓动血脉运行，故其脉不至。阳虚至极，更见不烦而燥，不仅无阳复之望，且神气将绝，危重已极，故断为死候。

本条与第292条原文虽都有"脉不至"，但其病理变化截然不同，故一则主死，一则不死。第292条"脉不至"是因为骤然吐利，阳气一时不能接续，虽然脉不至，但其"手足不逆冷，反发热"，非阳气败绝，所以犹可用灸法治疗。本条"脉不至"，是阳虚阴盛已极，为阳绝神亡之征，且四逆恶寒而蜷卧，一派阴盛阳衰之征，手足不温，全无阳复之象，纯阴无阳，生气已绝，是以属于死候。

【原文】

少阴病，六七日，息高①者，死。【299】

【注释】

①息高：呼吸浅表。息指呼吸，高指吸气不能下达。

【解析】

肺主气而根于肾，肺主出气，肾主纳气，共同维持人之呼吸功能。少阴病至六七日而见息高，气息浮游于上，不能下达胸腹，即不能纳气归根，这是肾气虚竭而不能纳气的表现，肾气绝于下，肺气脱于上，上下离，故断为死候。

【原文】

少阴病，脉微细沉，但欲卧，汗出不烦，自欲吐，至五六日，自利，复烦躁，不得卧寐者，死。【300】

【解析】

"脉微细沉，但欲卧"，正与第281条"少阴之为病，脉微细，但欲寐也"合，乃少阴阳虚阴盛之证。"汗出"为阳气外亡，"不烦"则是已虚之阳无力与阴邪抗争。自欲吐为阴寒之邪上逆之证。此时一线残阳，已达欲绝阶段。又迁延不治而因循至五六日，以致阳气虚甚，阴寒益盛，而且出现"自利，复烦躁不得卧寐"等证，是病情继续恶化，阴盛而阳脱于下则下利，阳气极虚不能入阴则烦躁不得卧寐。前欲吐，今且利；前不烦，今烦且躁；前欲卧，今不得卧。阳虚已脱，阴盛转加，阴盛阳脱，正不胜邪，阴阳离决，故断为死候。

【原文】

少阴病，始得之，反发热，脉沉者，麻黄附子细辛汤主之。【301】

麻黄细辛附子汤方

麻黄二两，去节　　**细辛**二两　　**附子**一枚，炮，去皮，破八片

上三味，以水一斗，先煮麻黄，减二升，去上沫，内诸药，煮取三升，去滓，温服一升，日三服。

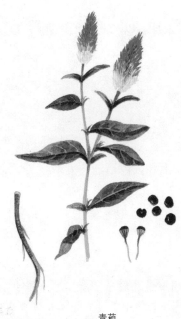

青葙

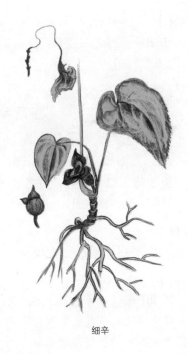

细辛

【解析】

少阴虚寒证，本不应发热，今始得病即发热，故曰"反发热"。发热一般多为太阳表证，太阳病其脉当浮，现脉沉不浮，沉脉主里，为少阴里虚，脉证合参，本证当属少阴阳虚兼太阳表寒证，即太阳与少阴两感证。此为表里同病，治当视表里证之轻重缓急而确定先表后里、先里后表，或表里同治。本证见少阴里虚之脉，但尚未见下利清谷，手足厥冷等少阴阳虚阴盛之证，故可表里同治，用麻黄细辛附子汤温阳发汗。

方中麻黄解表邪，附子温肾阳，细辛气味辛温雄烈，佐附子以温经，佐麻黄以解表。三药合用，于温经中解表，于解表中温阳。

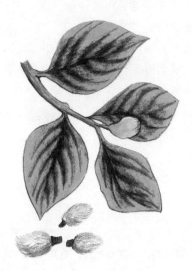

辛夷

179

【原文】

少阴病，得之二三日，麻黄附子甘草汤微发汗。以二三日无里证^①，故发微汗也。【302】

麻黄附子甘草汤方

麻黄二两，去节　甘草二两，炙　附子一枚，炮，去皮，破八片

上三味，以水七升，先煮麻黄一两沸，去上沫，内诸药，煮取三升，去滓，温服一升，日三服。

【注释】

①无里证：此处指无吐利等里虚寒证。

【解析】

第301条以麻黄发汗，附子温经，本条也用麻黄、附子，所以亦当是少阴与太阳两感证，亦当有发热、无汗、脉沉等证。本条"无里证"是其审证要点，是指无吐利等典型的里虚寒证而言。只有在无里证的情况下，才能采用表里同治的发汗与温经并用之法治疗。若见到吐利等典型的里虚寒证，其治疗则当采用先里后表之法，而不能表里同治。

本条与第301条证情缓急不同，第301条少阴病"始得之"，是证情稍急，本条少阴病"得之二三日"，是证情稍缓，且正气较虚。故在用药上，上条以细辛之升，温经散寒；本条以甘草之缓，取其微汗，且可益气和中，保护正气。

麻黄附子甘草汤为麻黄细辛附子汤去细辛加炙甘草而成。因病情比较轻缓，故去细辛之辛窜，加炙甘草之甘缓。方中麻黄解表邪，附子温肾阳，炙甘草既可扶中益气，又可缓麻黄之发散，以防麻黄过汗。三药合用，温阳解表，微发汗而又不伤正气。

【原文】

少阴病，得之二三日以上，心中烦，不得卧，黄连阿胶汤主之。【303】

黄连阿胶汤方

黄连四两　黄芩二两　芍药二两　鸡子黄二枚　阿胶三两

阿胶三两
滋阴养血

黄连四两
直泻心火

芍药二两
敛阴和营

鸡子黄二枚
助阿胶滋阴补血

黄芩二两
泻火除烦

　　上五味，以水六升，先煮三物，取二升，去滓，内胶烊尽，小冷，内鸡子黄，搅令相得，温服七合，日三服。

【解析】

　　本条讲述少阴病阴虚热盛的证治。

　　本条"少阴病，得之二三日以上，心中烦，不得卧"是少阴热化证的脉证代表。然而，少阴热化证的形成，既可是邪从热化，即寒邪化热，也可是由阳明热邪灼伤真阴而成，还可因感受温热之邪内灼真阴所致。只要具有真阴伤而邪热炽的脉证，就可确诊为少阴热化证。

　　少阴病，得之二三日以上，便出现心中烦，不得卧之证，说明肾水素亏。患者素体阴虚，邪从热化，肾水不足，心火亢旺，心肾不交，水火不济，是以"心中烦，不得卧"。除此之外，临床见证还当有咽干口燥、舌红苔黄、脉沉细数等证。本证并非纯属虚证，除有阴伤之虚外，尚有邪热之实，故治以黄连阿胶汤滋阴清热而交通心肾。

　　方中黄连、黄芩清心火，除烦热。阿胶、芍药、鸡子黄滋肾阴，养营血，安心神。诸药合用，共成泻心火、滋肾水、交通心肾之剂。黄连阿胶汤主要用于邪实正虚，阴虚火旺之证。

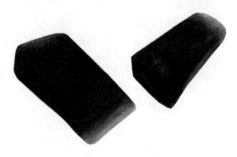

阿胶

【原文】

　　少阴病，得之一二日，口中和①，其背恶寒者，当灸之，附子汤主之。【304】

附子汤方

附子二枚，炮，去皮，破八片　茯苓三两　人参二两　白术四两　芍药三两上五味，以水八升，煮取三升，去滓，温服一升，日三服。

【注释】

①口中和：即口中不燥、不渴。

【解析】

"口中和"是少阴阳虚寒湿证的审证要点。口中和者，不燥不渴，知里无邪热，是以背恶寒当是少阴阳虚，失于温煦所致。治以灸、药同用，阳不通，用灸法以通阳；阳不足，用附子汤以补阳虚。灸法与汤药配合使用，可增强药物温经散寒的作用，以提高治疗效果。

本证的病机系肾阳虚而寒湿浸渍骨节，治以温经散寒，补益阳气。灸、药同用，其灸可选用大椎、膈俞、关元、气海等穴。药物治疗用附子汤，方中重用炮附子温经以散寒邪。人参大补元阳。茯苓、白术健脾以除寒湿。芍药和营血而通血痹，可加强温经止痛的效果。诸药合用，补益脾肾而固根本。

【原文】

少阴病，身体痛，手足寒，骨节痛，脉沉者，附子汤主之。【305】

【解析】

本条与第304条同为少阴寒盛。第304条口中和，其背恶寒者，侧重于阳虚，治用附子汤；本条身体痛，骨节痛，手足寒，脉沉者，侧重于寒盛，治用附子汤。若二者兼而有之，更可用附子汤。

"手足寒，脉沉者"为本条辨证关键，由于身体痛、骨节痛并非皆属虚寒，而手足寒、脉沉才能说明是阳气虚弱。里阳不足，生阳之气，陷而不举，故其脉沉。阳气虚衰，不能充达四末，故手足寒，阴凝之气滞而不行，留着于经脉骨节之间，不通则骨节痛。少阴阳虚而寒湿凝滞，故治以附子汤温经驱寒除湿，阳气复而寒湿除，则身痛可愈。

【原文】

少阴病，下利便脓血者，桃花汤主之。【306】

桃花汤方

赤石脂一斤，一半全用，一半筛末　干姜一两　粳米一斤

上三味，以水七升，煮米令熟，去滓，温服七合，内赤石脂末方寸匕，日

三服。若一服愈，余勿服。

【解析】

少阴病之下利便脓血，当是下利滑脱，大便脓血。其病机一是肾气虚，关门不固，因而导致下利滑脱；二是脾气虚，脾不统血，因而导致大便下血，因大便中夹杂有黏液，仲景称之为便脓血。腹痛，为阳虚寒凝所致。小便不利，为下利津伤，化源不足的表现。治当温阳固脱，涩肠止利，用桃花汤。

方中赤石脂温阳固脱、涩肠止血。干姜补虚温中。粳米养胃和中。三药合用，以奏涩肠固脱之效。其中赤石脂一半全用煮服，取其温涩之气；一半为末，以小量冲服，直接留于肠中，取其收敛涩肠之效。

【原文】

少阴病，二三日至四五日，腹痛，小便不利，下利不止，便脓血者，桃花汤主之。【307】

【解析】

少阴病，二三日以至四五日，寒邪入里已深，腹痛者为里寒，小便不利者水谷不别也，下利不止、便脓血者为肠胃虚弱，下焦不固。治宜固肠止利，用桃花汤。

方中赤石脂理血固脱，干姜温里散寒，粳米安中益气，三药合用，共奏固肠止利之功。

【原文】

少阴病，下痢便脓血者，可刺①。【308】

【注释】

①可刺：可以用针灸的方法治疗。

【解析】

少阴病，下焦血气留聚，腐化则为脓血。刺之以利下焦，宣通血气。

古代一般泄实用刺法，如第143条，虚寒用灸法，如第304条。本条原文未给出针刺的具体部位。

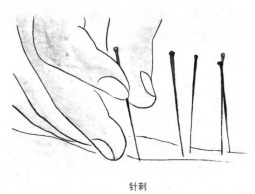

针刺

【原文】

少阴病，吐利，手足厥冷，烦躁欲死者，吴茱萸汤主之。【309】

吴茱萸汤方

吴茱萸一升　人参二两　生姜六两，切　大枣十二枚，擘

上四味，以水七升，煮取二升，去滓，温服七合，日三服。

【解析】

此寒中少阴而上攻阳明之证。

本条与第296条证候颇为相似，但本质有别。第296条证重，为阴盛阳衰，虚阳浮越，以下利清谷为主，病势向下。本条证轻，吐利，手足厥冷，烦躁欲死者，阴邪盛极而阳气不胜，为中阳虚寒，浊阴上逆，病势向上，治用吴茱萸汤。

方中吴茱萸温里散寒为主，既吐且利，中气必伤，故以人参、大枣益虚安中。

【原文】

少阴病，下痢咽痛，胸满，心烦者，猪肤汤主之。【310】

猪肤汤方

猪肤①一斤

上一味，以水一斗，煮取五升，去滓，加白蜜一升，白粉②五合，熬香，和令相得③，温分六服。

【注释】

①猪肤：猪肉皮。
②白粉：即米粉，也作小麦粉。
③和令相得：调和均匀。

【解析】

少阴之脉从肾上贯肝膈，入肺中循喉咙，其支者，从肺出，络心注胸中。阳邪传入少阴，下为泄利，上为咽痛，胸满心烦，热气充斥脉中。阳并于上，

阴并于下，火不下交于肾，水不上承于心，此未济之象。治以调阴散热，用猪肤汤。

方中猪肤甘寒，其气味先入少阴，益阴除客热，止咽痛。白蜜之甘以缓急，润以除燥，而烦满愈。白粉之甘能补中，温能养脏，而泄利止。

【原文】

少阴病，二三日咽痛者，可与甘草汤；不差者，与桔梗汤。【311】

甘草汤方

甘草二两

上一味，以水三升，煮取一升半，去滓，温服七合，日二服。

桔梗汤方

桔梗一两　甘草二两

上二味，以水三升，煮取一升，去滓，温分再服。

【解析】

此亦热传少阴，而上为咽痛之法。甘草汤之甘以缓急，寒以除热。其甚而不差者，则必以辛发之而以甘缓之。桔梗汤是治疗风热咽痛的基本方，桔梗辛温以散寒，开宣肺气，甘草味甘平以清热解毒，甘草、桔梗相和，有宣肺清热利咽之功。

【原文】

少阴病，咽中伤生疮，不能语言，声不出者，苦酒汤主之。【312】

苦酒汤方

半夏洗，破如枣核十四枚　鸡子一枚，去黄，内上苦酒[1]，着鸡子壳中

上二味，内半夏，著苦酒中，以鸡子壳置刀环[2]中，安火上，令三沸，去滓，少少含咽之，不差，更作三剂。

【注释】

①苦酒：米醋。

②刀环：刀即古钱，形狭长如刀，柄端有环中空，可架蛋壳，置于火上。

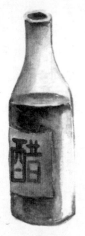

米醋

【解析】

少阴热气随经上冲，则经络干燥，咽伤生疮，语言困难，声音嘶哑或发不出声者，与苦酒汤以解络热，愈咽疮。

方中苦酒以敛咽疮，鸡子以发声。兼半夏者，必因呕而咽伤，胸中之痰饮尚在，故用之。且以散苦酒、鸡子之酸寒，但令滋润其咽，不令泥痰于胸膈也。置刀环中放火上，只三沸即去滓，此略见火气，不欲尽出其味。鸡子黄走血分，故心烦不卧者宜之；其白走气分，故声不出者宜之。

【原文】

少阴病咽中痛，半夏散及汤主之。【313】

半夏散及汤方

半夏洗　桂枝去皮　甘草炙

上三味，等分，各别捣筛已，合治之，白饮和服方寸匕，日三服。若不能散服者，以水一升，煎七沸，内散两方寸匕，更煎三沸，下火令小冷，少少咽之。半夏有毒，不当散服。

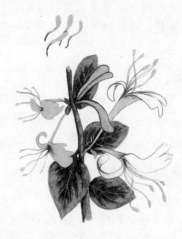

忍冬

【解析】

少阴病咽中痛，甘不能缓者必以辛散之，寒不能除者必以温发之。盖少阴客邪，郁聚咽嗌之间，不得出复不得入，若以寒治则聚益甚，投以辛温则郁反通。方用半夏散及汤，甘辛合用而辛胜于甘，其气又温，能解客寒之气，亦能劫散咽喉怫郁之热。

方中半夏、桂枝之辛以散经寒，甘草之甘以缓正气。

从第310条至本条，皆论少阴咽痛证治。结合第283条，引起咽痛的原因有五种，治法各异。风热外邪侵袭，治用甘草汤或桔梗汤；风寒外邪侵袭，治用半夏散及汤；阴虚火旺之咽痛用猪肤汤；少阴阳虚，虚阳浮越，治用四逆汤；痰浊郁闭，治用苦酒汤。

【原文】

少阴病，下利，白通汤主之。【314】

白通汤方

葱白四茎　干姜一两　附子一枚，生用，去皮，破八片

上三味，以水三升，煮取一升，去滓，分温再服。

【解析】

少阴虚寒下利治以四逆汤，如第92条，本证用白通汤治之，主要因于寒盛困阳，阳郁不达。四逆汤通阳不足，而白通汤在用干姜、附子的基础上加用葱白，意在破阴散寒，宜通阳气。

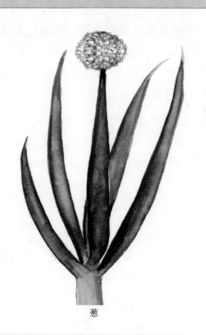

葱

【原文】

少阴病，下利脉微者，与白通汤；利不止，厥逆无脉[①]，干呕烦[②]者，白通加猪胆汁汤主之。服汤脉暴出[③]者死，微续[④]者生。【315】

白通加猪胆汁汤方

葱白四茎　干姜一两　附子一枚，生，去皮，破八片　人尿五合　猪胆汁一合

上五味，以水三升，煮取一升，去滓，内胆汁、人尿，和令相得，分温再服，若无胆亦可用。

【注释】

①无脉：脉沉微欲绝之意。

②烦：指躁烦，是阴盛格阳，虚阳浮越的标志。

③脉暴出：脉搏突然浮大无根。

④微续：指脉搏由小到大，逐渐浮起。

【解析】

少阴病，下利脉微者，寒邪直中，阳气暴虚，既不能固其内，复不能通于脉，与白通汤复阳散寒。若服汤已，下利不止，而反厥逆无脉，干呕烦者，非药不对证，阴寒太甚，内为格拒，阳气逆乱也，与白通加猪胆汁汤以和之。

方于白通汤中加人尿，猪胆汁而成。人尿与猪胆汁均所谓"血肉有情之品"，易被人体吸收而直接为人所用，是一般草木滋阴之品不能比拟的。人尿（一般用童尿）咸寒益阴，猪胆汁苦寒滋液兼清虚热。白通汤加此两药一则借其性寒反佐，引阳药入阴分，使阴阳不发生格拒，更重要的是补津血，续已竭之阴，滋将枯之液，奠定阳气恢复的物质基础。论中未提及人尿，而方反云无猪胆汁亦可服者，以人尿咸寒，直达下焦，亦能止烦除呕。

【原文】

少阴病，二三日不已，至四五日，腹痛，小便不利，四肢沉重疼痛，自下利者，此为有水气，其人或咳，或小便利，或下利，或呕者，真武汤主之。【316】

真武汤方

茯苓三两　　芍药三两　　白术二两　　生姜三两，切　　附子一枚，炮，去皮，破八片

上五味，以水八升，煮取三升，去滓，温服七合，日三服。若咳者，加五味子半升，细辛、干姜各一两；若小便利者，去茯苓；若下利者，去芍药，加干姜二两；若呕者，去附子，加生姜，足前为半斤。

【解析】

少阴中寒，二三日不已，至四五日，邪气递深而脏受其病矣。脏寒故腹痛，寒胜而阳不行，故小便不利。于是水寒相搏，浸淫内外，为四肢沉重疼痛，为

自下利，皆水气乘寒气动之故也。其人或咳，或小便利，或下利，或呕者，水寒之气，或聚，或散，或上。后三项是真武汤加减证，不是主证。若虽有水气而不属少阴，不得以真武汤主之也。

脾恶湿，甘先入脾。茯苓、白术之甘以益脾逐水。寒淫所胜，平以辛热。湿淫所胜，佐以酸平。附子、芍药、生姜之酸辛以温经散湿。

气逆咳者，五味子之酸以收逆气。水寒相搏则咳，细辛、干姜之辛以温经散湿。

小便利者，水已下趋，不必更利其水，故去茯苓。

下利者，寒盛于内，故去芍药加干姜，避寒而就温也。

气逆则呕，附子补气，生姜散气，故去附子加生姜。

【原文】

少阴病，下利清谷，里寒外热，手足厥逆，脉微欲绝，身反不恶寒，其人面色赤①，或腹痛，或干呕，或咽痛，或利止，脉不出者，通脉四逆汤主之。【317】

通脉四逆汤方

甘草二两，炙　附子大者一枚，生用，去皮，破八片　干姜三两，强人可四两

上三味，以水三升，煮取一升二合，去滓，分温再服。其脉即出者愈。面色赤者，加葱九茎；腹中痛者，去葱，加芍药二两；呕者，加生姜二两；咽痛者，去芍药，加桔梗一两；利止脉不出者，去桔梗，加人参二两。病皆与方相应者，乃服之。

【注释】

①面色赤：指面红而娇嫩，游移不定。

【解析】

此寒中少阴，阴盛格阳之证。下利清谷，手足厥逆，脉微欲绝者，阴盛于内也；身反不恶寒，面色赤者，格阳于外也。真阳之气被阴寒所迫，游散于外，故显诸热象，实非热也。治以通脉四逆汤散阴通阳。

通脉四逆即四逆加干姜一倍，为阴内阳外，脉绝不通，故增辛热以逐寒邪，寒去则阳复反而脉复出，故曰其脉即出者愈。

面色赤者，阳格于上也。葱味辛以通阳气。

腹中痛者，阴滞于里也。葱通阳而不利阴，芍药味酸，利阴气、止腹痛，故去葱加芍药。

呕者，阴气上逆也。生姜之辛可散阴而降逆。

咽痛者，阳气上结也。桔梗之辛可开阳结，去芍药恶其收也。

利止脉不出者，亡血也。故不利桔梗之散，而利人参之甘能补也。

【原文】

少阴病，四逆，其人或咳，或悸，或小便不利，或腹中痛，或泄利下重者，四逆散主之。【318】

四逆散方

甘草炙　**枳实**破，水渍，炙干　**柴胡**　**芍药**

上四味，各十分，捣筛，白饮和服方寸匕，日三服。咳者，加五味子、干姜各五分，并主下利；悸者，加桂枝五分；小便不利者，加茯苓五分；腹中痛者，加附子一枚，炮令坼^①；泄利下重者，先以水五升，煮薤白三升，煮取三升，去滓，以散三方寸匕，内汤中，煮取一升半，分温再服。

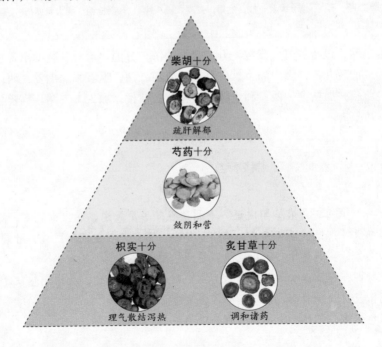

柴胡十分
疏肝解郁

芍药十分
敛阴和营

枳实十分
理气散结泻热

炙甘草十分
调和诸药

【注释】

①坼：裂开。

【解析】

四肢为诸阳之本，四逆为四肢逆冷。此证非热厥，为太阳初受寒邪，未郁为热，而便入少阴之证。少阴为三阴之枢，其进而入则在阴，退而出则就阳，邪气居之，有可进可退、时上时下之势。故其病为有或咳，或悸，或小便不利，或腹中痛，或泄利下重之证。邪在外，可引而散之；在内，可下而去之；邪在半表半里之间，可分而消之。治用四逆散。

四逆散因治疗四肢逆冷而得名，方中柴胡疏肝解郁，枳实行气破滞，柴胡与枳实一升一降，疏肝和胃。芍药养血柔肝，甘草补益和中，芍药与甘草酸甘化阴以抑肝。方中无一味辛热回阳之品，意在疏肝理脾，通阳解郁，和中缓急。

肺寒气逆则咳。五味子味酸，收逆气，干姜味辛，散肺寒。并主下利者，肺与大肠为表里，上咳下利，治则颇同。

悸者寒多，心脉不通则心下鼓也。桂枝辛温，入心通阳气。

小便不利，水聚于下也。茯苓味甘淡，利窍渗水。

腹中痛，寒盛于里也。附子辛温，散寒止痛。

泄利下重者，下焦气滞也。薤白辛温，散寒通阳气。

【原文】

少阴病，下利六七日，咳而呕渴，心烦，不得眠者，猪苓汤主之。【319】

猪苓汤方

猪苓去皮　茯苓　阿胶　泽泻　滑石各一两

上五味，以水四升，先煮四物，取二升，去渣，内阿胶烊尽，温服七合，日三服。

【解析】

少阴病，但欲寐，心烦反不得卧，是为黄连阿胶证。然二三日心烦是实热，六七日心烦是虚烦。且下利而热渴，是下焦虚，不能制水之故。非黄连、黄芩、芍药所宜。咳呕烦渴者是肾水不升，下利不眠者是心火不降。治以滋阴利水而升津液，方用猪苓汤。

本条与第223条皆为猪苓汤证，病机、证候基本相似，唯发病经过不同。

第 223 条是阳明病恢复期，余热伤阴，水热互结。本条是少阴病阴虚热化，水热互结。用猪苓汤可滋阴清热，利水通阳。

【原文】

少阴病，得之二三日，口燥咽干者，急下之，宜大承气汤。【320】

大承气汤方

枳实五枚，炙　　**厚朴**半斤，去皮，炙　　**大黄**四两，酒洗　　**芒硝**三合

上四味，以水一斗，先煮二味，取五升，去滓，内大黄，更煮取二升，去滓，内芒硝，更上火令一两沸，分温再服。一服得利，止后服。

【解析】

此少阴热并阳明之证。二三日为病未久，而口燥咽干，热气盛而阴气少矣。盖阳明属土，少阴属水。热并阳明，则土实而水虚，不但热气伤阴，土气亦伤水，故宜急下，以泻土而全水。不然热盛伤阴，土实亦灼烁真阴，急下的目的是保存肾阴，若有延误，待真阴完全枯竭，危亡立至。

本条既然用大承气汤急下，一定还有其他燥实内阻的表现，如心下痛，腹胀不大便等，条文没有提到属于省文笔法。

【原文】

少阴病，自利清水，色纯青①，心下必痛，口干燥者，急下之，宜大承气汤。【321】

【注释】

①自利清水，色纯青：属热结旁流，乃燥屎内结，迫液旁流而致，表现为量少色黑而臭秽异常。

【解析】

自利而渴者，属少阴。今自利清水，疑其为寒矣。而利清水时，必心下痛，必口燥舌干，是土燥火炎，脾气不濡，胃气反厚，水去而谷不去，故纯青也。只有实邪去，利方能止，垂绝之阴尚能挽救，故急下而存阴。

本条下利，治用攻下，似乎通因通用，实为通因塞用。下利越厉害，津液损伤就越重，燥结更甚，真阴有枯竭之虞。以大承气汤急下则胃实去而肾病亦已矣。

【原文】

少阴病，六七日，腹胀，不大便者，急下之，宜大承气汤。【322】

【解析】

少阴病，六七日当解不解，因转属阳明，阳明内热壅甚，腹满，不大便。阳明病，土胜肾水则干，急与大承气汤下之以救肾水。

第320条、第321条、第322条为少阴三急下证。少阴三急下证是少阴病程中出现的燥化机转，既有阳明燥实，又有少阴真虚，与阳明三急下证（第252条、第253条、第254条原文）有着本质的不同。少阴三急下证属于本虚标实，急下仅为"急者治标"之法。阳明三急下证属于实热型，急下是治本之法。

【原文】

少阴病，脉沉者，急温之，宜四逆汤。【323】

四逆汤方

甘草二两，炙　干姜一两半　附子一枚，生用，去皮，破八片

上三味，以水三升，煮取一升二合，去滓，分温再服。强人可大附子一枚，干姜三两。

【解析】

既吐且利，小便复利而大便出，下利清谷，内寒外热，脉微欲绝者，不云急温；此少阴病脉沉而云急温者，彼虽寒甚，然而证已形见于外，治之则有成法；此初头脉沉，未有形证，不知邪气所往，急与四逆汤温之。

【原文】

少阴病，饮食入口则吐，心中温温①欲吐，复不能吐，始得之，手足寒，脉弦迟者，此胸中实②，不可下也，当吐之。若膈上③有寒饮，干呕者，不可吐也，急温之，宜四逆汤。【324】

【注释】

①温（yùn）温："温"通"愠"，自觉胸中郁闷不舒。
②胸中实：指脘膈有痰食阻滞。
③膈上：指脘膈部。

【解析】

伤寒表邪传里，入于少阴。少阴之脉从肺出，络心注胸中。邪留于胸中不散者，饮食入口则吐。心中温温欲吐，阳气受于胸中，邪留于胸中，则阳气不得宣发于外，是以始得之，手足寒，脉弦迟，此是胸中实，不可下，而当吐，治用瓜蒂散。患者膈上有寒饮，亦心中温温而手足寒，吐则物出，呕则物不出，吐与呕有别。胸中实，则吐而物出；若膈上有寒饮，则但干呕而不吐也，此不可吐，可与四逆汤以温其膈。

【原文】

少阴病，下利，脉微涩，呕而汗出，必数更衣，反少者，当温其上灸之。【325】

【解析】

少阴病，脉微为亡阳，涩为亡血。下利、呕而汗出，亡阳亡血也。津液不足，里有虚寒，必数更衣；反少者，温其上以助其阳，灸之以引其阳也。至于灸法原文未提及。

◎辨厥阴病脉证并治◎

【原文】

厥阴之为病，消渴①，气上撞心，心中疼热②，饥而不欲食，食则吐蚘，下之利不止。【326】

【注释】

①消渴：饮水多而仍口渴不解。

②心中疼热：胃脘部疼痛，伴有灼热感。

【解析】

厥阴病是六经传变中最后一个阶段，根据阴阳消长的规律，阴尽则阳生，厥阴为三阴之尽，故病情演变多趋于极端。

由于厥阴肝经为风木之脏，内寄相火，主疏泄。邪犯厥阴，则肝气横逆，最易乘犯中焦脾胃。肝气上逆犯胃，

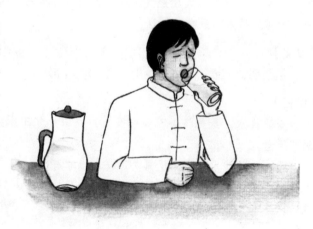

消渴

多从阳化燥，出现胃热津伤，口渴思饮，饮水后仍不解渴。逆气上冲犯胃，每见胃脘部灼热作痛，嘈杂似饥，并有顶窜上攻之候。由于肝木犯脾，致脾土不运，故虽饥而不能食。脾虚肠寒，若已感染蛔虫者，则易于扰动，而见吐蛔。若因上热，过用清、下，则脾阳更伤，脾气下陷，利下不止。

本条虽列为厥阴病篇之首，但不能作为厥阴病的提纲，仅为厥阴病上热下寒证的提纲。但其揭示了厥阴病以肝经为病变中心的病变特征，反映了肝经的病理机制。

【原文】

厥阴中风，脉微浮，为欲愈；不浮，为未愈。【327】

【解析】

本条文以脉象辨厥阴病欲愈与未愈。邪入厥阴，病邪在里，若正气趋于旺盛，奋起抗邪，则脉象应之浮而向愈。若正气不足，则正不能奋起抗邪，脉仍沉而病不能向愈。

【原文】

厥阴病，欲解时，从寅至卯上[1]。【328】

【注释】

[1]从丑至卯上：凌晨1时到7时。

【解析】

丑、寅、卯三个时辰，是自然界阴尽阳升的阶段。依据天人相应理论，此时段自然之气与人体厥阴经气相通，厥阴经气得渐升的自然之气相助，正气渐充，为其病欲解的最有利时机。

【原文】

厥阴病，渴欲饮水者，少少与之，愈。【329】

【解析】

渴欲饮水，是热将去而津未及生，或阳虽复而津未及布，少少与之饮水，渴即得愈。

此处渴欲饮水，不同于胃热津伤，也非肝热内迫，热盛耗液。厥阴病中出现口渴，应仔细辨证。对于厥阴病恢复阶段的口渴，要护理得当，切勿恣意豪饮，以免水饮内停。

【原文】

诸四逆厥[1]者，不可下之，虚家亦然。【330】

【注释】

[1]四逆厥：指手足厥冷。

【解析】

致厥的原因有很多，有寒热虚实之别，但以阳虚阴盛之厥为多见。本条限定了四逆厥不可下的范围，即指阳虚寒厥。

阳虚寒厥是正虚所致的厥证，妄用祛邪之法，会令正气愈加耗散，甚至出现阴阳离决之变。

【原文】

伤寒先厥，后发热而利者，必自止。见厥复利。【331】

【解析】

手足厥冷并见下利，其下利呈现发热时消失、厥冷时复利的特征，证候性质多属虚寒。此类厥利并见的厥为真正的寒厥，利为真正的寒利。因此，患者必见一派阳伤寒盛之象，如神情委顿、畏寒肢冷、下利清冷，口淡不渴、舌淡苔白、脉微细等证。

虚寒证厥热交替，下利亦随之进退，反映了患者阳气盛衰的变化。因阳虚寒盛致手足厥冷、下利清谷者，若阳气来复，正能与邪相抗争，则必见发热，其下利随阳旺停止。反之，若阳复未及，或些微之阳再度耗散，则厥利复并见。

从本条至第342条是讨论阴阳胜复问题的内容。厥阴病处于邪正相争的最后阶段，正邪互胜，病势不定。故阴阳胜复是厥阴病篇的重要内容，反映了六经病最终结局是病愈还是病为死证。《伤寒论》是根据厥热时间的长短，阐述阴阳消长、正邪相互进退的病势，以此判断疾病的预后。厥为阴盛，热为阳复。若厥多于热，是阴盛而阳复不及，为病进；热多于厥，是阳复而阴退，为病退；若厥热相等，是正复邪去，为病愈；若发热不除，是阳复太过，亦为病进。

本条揭示厥热与下利的关系，对于推断病势的进退有一定的帮助。

【原文】

伤寒始发热六日，厥反九日而利。凡厥利①者，当不能食，今反能食者，恐为除中②，食以索饼③，不发热者，知胃气尚在，必愈，恐暴热来出而复去也。后三日脉之，其热续在者，期之旦日夜半④愈。所以然者，本发热六日，厥反九日，复发热三日，并前六日，亦为九日，与厥相应，故期之旦日夜半愈。后三日脉之而脉数，其热不罢者，此为热气有余，必发痈脓也。【332】

【注释】

①厥利：手足厥冷而又下利。
②除中：中气消除。患者胃气垂绝应不能进食，现反要多吃，是胃气衰竭时的一种反常表现。
③食（sì）以索饼：给患者吃以面粉做成的条状食物。
④旦日夜半：次日的半夜。

【解析】

伤寒病发热六日后，手足厥冷却长达九日，且伴见清稀下利，为厥多热少之证，是阴盛阳衰的反映。患者阳气衰微，脾胃消磨不力，应当不能食。若反见能食，或为胃气未至大虚者，亦有胃气欲绝（除中）者，两证性质截然不同，临床需仔细观察分析。

饲喂"索饼"是用来判断中气存亡的测试方法。索饼进入胃肠后，必赖中气以消磨。中气仅剩些微之人，在消化索饼的过程中，必令中气更伤，导致阳气浮散，而且索饼停积于中焦，更阻虚阳出入，患者因而突然发热，且其热暴来暴去，是虚阳外散之象，其人手足逆冷、精神委顿，是阳气衰微的表现。

若患者中虚不甚，食入索饼后，虚阳不致外浮，一般并无发热现象，疾病常可向愈。

胃气由虚转实之人，食入索饼后，也可能有发热，但其发热是持续不断，不会暴来暴去，其预后与厥热的胜复有关。手足厥冷的天数与发热的天数相等，"本发热六日，厥反九日，复发热三日，并前六日，亦为九日，与厥相应"，厥热天数相等，且精神渐好，脉象亦转和缓，是疾病向愈的佳兆。

食入索饼后，发热不止，脉数者，是病情由寒化热，邪热转盛，导致血肉腐败，常可形成痈肿，是热复太过之故。

【原文】

伤寒脉迟，六七日，而反与黄芩汤彻其热。脉迟为寒，今与黄芩汤，复除其热，腹中应冷，当不能食；今反能食，此名除中，必死。【333】

【解析】

伤寒病程中出现脉迟，并且已达六七日之久，是阳虚不足的寒证。反用苦寒的黄芩汤清热，不仅大伤胃气，而且导致阳气更加虚衰。脉迟为寒，一般不会用苦寒之品，之所以与黄芩汤泄其热，很可能有阳气回复之象，如出现微热而渴、下利未止等。医者误认为少阳热利，用黄芩汤，致除中之证，故云必死。

【原文】

伤寒先厥后发热，下利必自止，而反汗出，咽中痛者，其喉为痹①。发热无汗而利必自止，若不止，必便脓血。便脓血者，其喉不痹。【334】

【注释】

①其喉为痹：指喉部肿痛闭塞不畅。

【解析】

由厥而热或由热而厥的厥热胜复证，是厥阴病进程中的一种特殊表现形式。患者由手足厥冷、下利清稀向发热转化，是阳气回复、正气奋起抗邪的表现，随着阳气的生发，患者下利亦将停止。发热预示着机体正气渐旺，通过自身的调节，患者脉象会趋于和缓，周身温暖舒适，疾病常可向愈。

若患者发热不退、汗出、咽中痛，甚则喉中痹阻不畅，或见发热无汗，利下脓血秽臭，即所谓阳复太过之证。其中发热、汗出、咽中疼痛作痹，是邪热在气分，为火热上熏之故。若见发热无汗、利下秽臭脓血不止，是邪热由气分迫入大肠血分，致血肉腐败之候。

此两证是厥热转化过程中的变证举例，非必然之证。

【原文】

伤寒一二日至四五日而厥者，必发热，前热者，后必厥。厥深者，热亦深；厥微者，热亦微。厥应下之①，而反发汗者，必口伤烂赤②。【335】

【注释】

①下之：指清热、泻下之法。
②口伤烂赤：口腔糜烂，舌上生疮。

【解析】

本条文阐述了热厥证的辨证要点。

热厥是因热邪深伏，阳不外达，而出现四肢厥冷的证候。"厥者，必发热，前热者，后必厥"说明了热厥与发热的关系，发热在先，厥冷在后，与厥在先之寒厥证截然不同。"厥深者，热亦深；厥微者，热亦微"说明厥的轻重与邪热伏郁的程度。四肢厥冷越甚，邪热伏郁越深；四肢厥冷较轻，热郁程度也轻。

热厥证的治疗，仲景提出了"厥应下之"的治法，实际就热厥而言，下法并非是唯一可用之法。热厥多由热邪伏郁于里，多以清、下之法，而若以发汗治之，则不仅药不得病所，更因"发表不远温"而导致邪热愈炽，出现火热上炎，口腔糜烂，舌上生疮等变证。

【原文】

伤寒病，厥五日，热亦五日，设六日当复厥，不厥者，自愈。厥终不过五日，以热五日，故知自愈。【336】

【解析】

伤寒病程中，手足厥冷五日，复发热五日，第六日如手足不厥冷，是机体阳气恢复的表现，仲景断为"不厥者，自愈"。若与第334条合参，自愈的标准不仅是第六日手足不厥冷，还应是不发热方为自愈之候，否则，虽不厥但热不除同样是病进之象。

本条中仲景不仅描述了此证厥与热变化的特征，更对其自愈的原因做了分析，"厥终不过五日，以热五日，故知自愈"，即厥与热的时间大致相等，则疾病向愈。

【原文】

凡厥者，阴阳气不相顺接，便为厥。厥者，手足逆冷是也。【337】

【解析】

厥是伤寒病常见的证候之一，其特征为手足厥冷。它不是单独的疾病，而是出现在多种疾病中的一种证候。手足厥冷的原因尽管有很多，但阴阳气失去相对平衡，不能相互贯通为其总病机。因此，无论什么疾病，凡表里之气、脏腑之气不能贯通就会产生厥证。例如，寒极阳虚，阳气不能温达四肢而导致手足厥冷为寒厥；热伏阳郁，阳气不能透达而导致手足厥冷为热厥。所以，"阴阳气不相顺接"是多种厥证的共同病机，"手足厥冷"是厥证的必具证候。

【原文】

伤寒，脉微而厥，至七八日肤冷，其人躁，无暂安时者，此为脏厥①，非为蛔厥②也。蛔厥者，其人当吐蛔，令病者静，而复时烦，此为脏寒③，蛔上入膈，故烦，须臾复止，得食而呕，又烦者，蛔闻食臭④出，其人当自吐蛔。蛔厥者，乌梅丸主之。又主久利方。【338】

乌梅丸方

乌梅三百枚　细辛六两　干姜十两　黄连十六两　当归四两　附子六两，炮，去皮　蜀椒四两，出汗⑤　桂枝六两，去皮　人参六两　黄檗六两

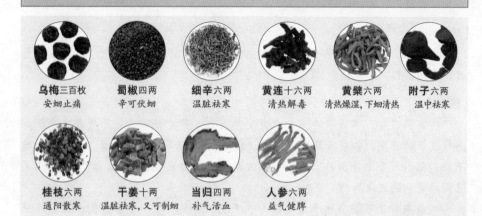

乌梅三百枚 安蛔止痛　蜀椒四两 辛可伏蛔　细辛六两 温脏祛寒　黄连十六两 清热解毒　黄檗六两 清热燥湿，下蛔清热　附子六两 温中祛寒

桂枝六两 通阳散寒　干姜十两 温脏祛寒，又可制蛔　当归四两 补气活血　人参六两 益气健脾

上十味，异捣筛，合治之，以苦酒渍乌梅一宿，去核，蒸之五斗米下，饭熟，捣成泥，和药令相得，内臼中，与蜜杵二千下，丸如梧桐子大，先食饮服十丸，日三服，稍加至二十丸。禁生冷、滑物、臭食等。

【注释】

①脏厥：指内脏真阳极虚而致的四肢厥冷。

②蛔厥：指因蛔虫窜扰而引起的四肢厥冷。

③脏寒：这里指肠中虚寒。

④食臭：指食物浓烈的气味。

⑤出汗：指用微火炒蜀椒，使其水分与油脂向外渗出。

【解析】

伤寒脉微而（肢）厥，是脏厥与蛔厥的共有证候，本条示人"同中求异"的辨证方法。

患者手足厥冷，同时脉亦微弱，且病程长达七八日，全身冷，患者持续烦躁不安，此属脏厥，而非蛔厥证。

脏厥证缘于真阳大虚，机体失却温养，因而不仅手足冷，肌肤亦冷，由于阳虚，失于敛藏，浮游不定，因而始终烦躁不安，且以手足躁动更为明显。蛔厥证缘于蛔虫窜扰导致阴阳逆乱，患者有吐蛔病史，由于并非真阳大衰，患者虽厥，其程度不会太深，四肢冷而身不冷，此外，蛔厥之烦躁为时作时止，并非始终烦躁。

蛔厥证与蛔虫性喜攻窜有关，更与脏腑阴阳失调及患者饮食有很大关系。上窜之蛔误入胆道，阻碍胆气，影响肝气疏泄，出现肝胆郁热、气机逆乱之象，因见腹痛而烦，饮食后尤为明显，发生呕吐。蛔厥虽起于蛔虫内扰，但在机体上却表现为肝气郁滞化热，脾肠虚寒，是为上热下寒证。治疗当以清上（肝、胃）温下（脾、肠），方用乌梅丸。

乌梅丸是治疗脾胃寒热错杂的代表方。厥阴肝木内寄相火，病至厥阴则木火上炎，木火横逆犯胃，肝胃气逆而上热，脾阳受伤而下寒。乌梅丸虽言蛔虫厥，但胃热肠寒，寒热错杂是其真正的病因。有蛔虫者，因肠寒而不利蛔虫生存，则扰动不安，表现为腹痛、吐蛔、烦躁等证。若无蛔虫者，肝胃火逆，燔灼胃津则消渴、呕吐、心中疼热、易饥，肝木乘脾，脾寒不运则不欲食、不利。乌梅丸又有酸涩固脱的作用，故可治疗日久下利，对于阴阳两伤，木火内炽之下利尤为适宜。

方中乌梅为君药，苦酒（酸醋）渍之更助其酸，敛肝阴而制木火之横逆上亢。与人参配伍可培土以御木侮。与细辛、蜀椒辛能入肝，疏肝而不使之过亢。

与黄连、黄檗配伍，酸苦通泄以泄肝火。与当归配伍可养肝滋肝。合方以黄芩、黄连苦寒清泄上攻之木火。附子、干姜、细辛、蜀椒之辛开厥阴气机，疏通阳气而温下寒。清上温下，辛开苦降，相辅相成。

【原文】

伤寒，热少厥微，指头寒，默默不欲食，烦躁，数日小便利，色白者，此热除也，欲得食，其病为愈；若厥而呕，胸胁烦满者，其后必便血。【339】

【解析】

热少微厥，指头寒，为热厥轻证。默默不欲饮食，是阳热内郁，肝气不舒，胃气不和的表现。烦躁，小便黄，为热郁于内，郁热扰心所致。由于热势较轻，随着时间的推移，人体有望通过自身的调节机制实现体内阴阳的平衡。患者小便利，色白，提示里热已除，津液得复。欲得食，标志着里热去，胃气已和，所以说其病为愈。相反，若经一定时日，患者由微厥而至厥明显，并伴有呕、胸胁烦满证，为内郁之热不得外解，肝热犯胃则呕，邪热郁于经脉，则胸胁烦满。其后必便血，为内郁之热迫血下行所致。

【原文】

病者手足厥冷，言我不结胸，小腹满，按之痛者，此冷结在膀胱关元①也。【340】

【注释】

①膀胱关元：指少腹部位。关元即关元穴，在脐下3寸，属任脉经穴。

【解析】

患者手足厥冷，属于厥证。手足厥冷有阴阳虚实之别。若其人结胸则邪结于上而阳不得通，如第355条所云"患者手足厥冷，脉乍紧者，邪结在胸中……当须吐之"，吐之以通其阳。若不结胸，但少腹满，按之痛者则是阴冷内结，元阳不振，病在膀胱关元之间。本条虽未列出治法，但根据病机可用"祛寒通阳法"，如灸关元或服用当归四逆加吴茱萸生姜汤治之。

【原文】

伤寒发热四日，厥反三日，复热四日，厥少热多，其病当愈。四日至七日热不除者，其后必便脓血。【341】

【解析】

先热后厥者为阳气邪传里也。发热为邪气在表，至四日后厥者传之阴也，后三日复传阳经则复热。厥少则邪微，热多为阳胜，其病为愈。至七日传经尽，热除则愈；热不除者，为热气有余，内搏厥阴之血，其后必大便脓血。

【原文】

伤寒厥四日，热反三日，复厥五日，其病为进，寒多热少，阳气退，故为进也。【342】

【解析】

厥热更替及其时间长短，反映了机体阴阳盛衰的变化。患者因阳虚而见手足厥冷，四日后见发热，是机体阳气恢复的佳兆，但由于发热仅见三日，其后手足复见厥冷，且时间长达五日之久，反映机体阳气来复不及且有衰退之势，故其病为进。

【原文】

伤寒六七日，脉微，手足厥冷，烦躁，灸厥阴[①]，厥不还者，死。【343】

【注释】

①灸厥阴：即灸厥阴经脉循行穴位。

【解析】

伤寒六七日，证见脉来微弱，手足厥冷，是病已入厥阴，阳气衰微、失于温养的表现。阳气微而虚阳欲脱，心神涣散，故烦躁。阳虚欲脱证若尚有生机并救治及时，些微之阳亦有渐复之机，经灸治后往往脉转和缓，手足渐温，烦躁消除。

由于证情既重且急，汤药内服恐缓不济急，故宜用温灸以速回其阳。温灸部位，原文未提及，后世补充有章门、关元、气海等穴，可供参考。

阳虚欲脱若证情重笃，虽经灸治仍阳不回复者，表现为手足仍厥而不温，预后险恶，故断为死证。

【原文】

伤寒发热，下利厥逆，躁不得卧者，死。【344】

【解析】

伤寒病程中证见发热，多为正邪相争的反映，亦可见于虚阳外浮时。本证则属于后者，患者在发热同时必出现喜近衣被，下利清稀甚或完谷不化，口不渴，舌淡苔白滑等。患者阴盛内寒，四肢温煦不及，故手足厥冷。因阴寒内盛，阳气外浮，患者见躁而不见烦，与热邪内闭殊盛而厥的心烦不已有明显区别。

阴盛阳浮，阴阳失却维系，故断为死证。

【原文】

伤寒发热，下利至甚，厥不止者，死。【345】

【解析】

伤寒发热、下利、厥逆证与第344条相同。本条发热亦为阴盛阳浮所致，发热的特征是虽发热但欲近衣被，常与下利清谷、手足厥冷、畏寒喜暖、口淡不渴或渴喜热饮、舌淡苔白等证并见。

正因微阳已见散漫，更因阳失固摄，下利至甚，顷刻有阴竭阳脱之虞，故断为死证。

【原文】

伤寒六七日，不利，便发热而利，其人汗出不止者，死。有阴无阳①故也。【346】

【注释】

①有阴无阳：指有阴邪无阳气。

【解析】

伤寒六七日当阴阳自和，虽下利犹当自止，所谓伤寒先厥后发热而利者，必自止也。复发热而利，此非阳复而热，而是阴内盛阳外亡。汗出不止，则不但不能内守，亦无为外护也。有阴无阳，指内而言。此为邪气盛，正阳气脱，故死。

【原文】

伤寒五六日，不结胸，腹濡①，脉虚，复厥者，不可下，此为亡血②，下之死。【347】

【注释】

①腹濡：腹部按之柔软。
②亡血：指阴血亏虚。

【解析】

伤寒病至五六日，是邪可能入里而见结胸、腑实等里实证的时日，现患者既未见胸脘硬满拒按等证的结胸证，更未见邪入肠腑的腹满痛等阳明腑气内结证。"不结胸，腹濡"即是判断依据。邪既未内入与有形实邪内结，又见虚而无力的脉候，则"手足厥冷"径可排除系实邪壅盛、气血阻滞所致，也正因其厥缘于虚故，故攻下之法禁用。此处不可下因阴血亏虚，虚者重泻，其气乃绝，故死。

【原文】

发热而厥，七日，下利者，为难治。【348】

【解析】

厥证下利且见发热者，既有属阴盛阳衰、虚阳格于外所致，亦有因热邪内闭、逼迫阴泄，故有寒厥、热厥之异，尽管如此，其病情都非一般寒、热厥证可比。

若属寒厥，虽然厥、下利是其常见脉候，但与发热并见，反映虚阳外浮，随时有离散之虞，故与一般虚寒厥证相比，证情尤重。

若属热厥，内闭热邪耗阴，复加下利，阴气下泄，阴液损耗尤速，阴愈伤而热愈盛，成恶性循环，有阴竭之虞。

寒厥、热厥虽然性质迥异，但病至发热与下利并见，则皆属难治之候。

【原文】

伤寒脉促，手足厥逆者，可灸之。【349】

【解析】

脉促则为阳虚不相续，厥逆则为阳虚不相接，火气虽微，内攻有力，故灸之以助阳气。

本条的"伤寒脉促，手足厥逆"是虚寒之候，故可用灸法治疗。

【原文】

伤寒脉滑而厥者，里有热也，白虎汤主之。【350】

白虎汤方

知母六两　石膏一斤，碎，绵裹　甘草二两，炙　粳米六合

上四味，以水一斗，煮米熟汤成，去滓，温服一升，日三服。

【解析】

本条是热厥证，亦称真热假寒证。脉滑即动数流利之脉，为阳脉，主里热，脉滑而不沉实，也提示里热并未成实。厥逆为热邪深闭，使阳气内郁而不能外

达四末，于是四末失温而致手足厥冷。里有热，是对本证病机的概括，治应以清泄邪热为法，用白虎汤去其邪热，热去厥自还。

【原文】

手足厥寒，脉细欲绝者，当归四逆汤主之。【351】

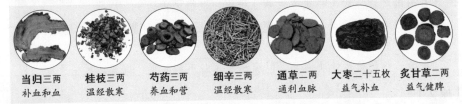

当归四逆汤方

当归三两　**桂枝**三两，去皮　**芍药**三两　**细辛**三两　**甘草**二两，炙　**通草**二两　**大枣**二十五枚，擘

当归三两	**桂枝**三两	**芍药**三两	**细辛**三两	**通草**二两	**大枣**二十五枚	**炙甘草**二两
补血和血	温经散寒	养血和营	温经散寒	通利血脉	益气补血	益气健脾

上七味，以水八升，煮取三升，去滓，温服一升，日三服。

【解析】

手足厥寒是言其部位局限在四肢末端，而未延及上部。脉细欲绝反映其血虚脉道不充的病理本质。由于气为血之帅，血为气之母，气不足不仅无法温煦四末，更不能推动血行，载气以温四末，甚至出现血行凝滞之象。因此，患者除可见及阳气不足、阴血亏虚的手足厥寒、脉细欲绝证外，更当见及血虚及寒凝的相应表现。由于血虚，患者常有面色萎黄不华、头晕心悸、唇色淡白等证。因于寒凝，患者多见及手足遇冷青紫、舌有紫气紫斑等。治疗中既应注意温经散寒以治手足厥寒，更应在温煦的同时益养阴血、复脉通经，用当归四逆汤。

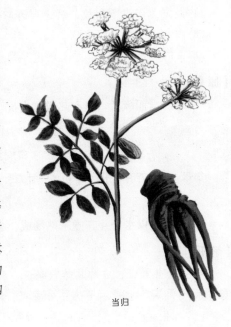

当归

方中桂枝、细辛温阳通脉。当归辛温，为血中气药，既能与芍药相伍以养血和血，更能助桂枝温通之力。通草助桂枝、细辛通血脉之力。甘草、大枣甘温，滋气血之源。诸药相配，共为温经散寒，养血通脉之剂。

【原文】

若其人内有久寒①者，宜当归四逆加吴茱萸生姜汤主之。【352】

当归四逆加吴茱萸生姜汤

当归三两　**芍药**三两　**甘草**二两，炙　**通草**二两　**桂枝**三两，去皮　**细辛**三两　**生姜**半斤，切　**吴茱萸**二升　**大枣**二十五枚，擘

上九味，以水六升，清酒六升和，煮取五升，去滓，温分五服。

【注释】

①内有久寒：指平素肝胃有寒，患有腹痛、呕吐等病证者。

【解析】

本证是在血虚寒凝的基础上又兼久寒的证治，病情仍以血虚寒凝为主，故仍当有第351条所述之证。兼有久寒，从方中用吴茱萸、生姜分析，二药入肝胃二经，因知其寒为肝胃之寒无疑。正因肝胃有寒，结合前述吴茱萸汤证的相关表现，不难推知患者可见太干呕、吐涎沫、头痛、不能食等证。

与当归四逆汤相比，本方加入了温降肝胃的吴茱萸、生姜，对肝胃虚寒，气机上逆者更属对证。方以清酒和水煎药，更能增强其通阳散寒之功。

【原文】

大汗出，热不去，内拘急①，四肢疼，又下利，厥逆而恶寒者，四逆汤主之。【353】

四逆汤方

甘草二两，炙　**干姜**一两半　**附子**一枚，生用，去皮，破八片

上三味，以水三升，煮取一升二合，去滓，分温再服。若强人可用大附子一枚，干姜三两。

【注释】

①内拘急：腹中挛急不适。

【解析】

　　此过汗伤阳，病本热而变为寒之证。大汗出，热不去者，邪气不从汗解而阳气反从汗亡。阳气外亡则寒冷内生，内冷则腹拘急而不舒。四肢者诸阳之本，阳虚不足，不能实四肢，则为之疼痛也。甚至下利厥逆而恶寒，则不但无以内守，亦无法外护矣，故与四逆汤救阳驱阴为主。

【原文】

　　大汗，若大下利，而厥冷者，四逆汤主之。【354】

【解析】

　　误治后伤阳，阳虚阴盛，则生厥逆。但利非清谷，急与四逆汤温之，以救阳驱阴。

【原文】

　　患者手足厥冷，脉乍紧者，邪①结在胸中，心中满而烦，饥不能食者，病在胸中，当须吐之，宜瓜蒂散。【355】

瓜蒂散方

瓜蒂　赤小豆

　　上二味，各等分，异捣筛，合内臼中，更治之，别以香豉一合，用热汤七合，煮作稀糜，去滓，取汁，和散一钱匕，温顿服之。不吐者，少少加，得快吐乃止。诸亡血虚家，不可与瓜蒂散。

【注释】

①邪：指停痰积食等致病因素。

【解析】

　　手足厥冷，为痰食有形之邪阻遏胸中阳气，阳气不能外达四末所致。脉乍紧，即脉时紧时不紧，这是痰食之邪内阻，气血时畅时不畅的表现。为食停痰阻滞，胸阳被郁，浊阴不降，进而扰神，故心下满而烦。饥不能食，则为有形邪气结于胸中，郁久化热，有热则善饥，但毕竟为实邪壅滞，故不能食。因其病在胸中，病位偏高，病势向上，故用瓜蒂散因势利导，涌吐胸中痰实之邪，正是遵循《黄帝内经》中"其高者，因而越之"的治疗思想。待实邪得除，阳气得通，则厥逆可愈。

《伤寒论》中述及瓜蒂散证的有三条，一是出于太阳病篇的第166条，以"胸中痞硬，气上冲咽喉，不得息"为主证；二是出于少阴病篇第324条，以"饮食入口则吐，心中温温欲吐，复不能吐，始得之，手足寒，脉弦迟"为主证；三是本条，以"手足厥冷，脉乍紧"为主证。虽然表现各有侧重，但病性则一，即同为痰阻胸脘之候，故其治法方药相同，体现了"异病同治"的治疗思想。

【原文】

伤寒厥而心下悸者，宜先治水，当服茯苓甘草汤。却治其厥。不尔，水渍入胃①，必作利也。【356】

茯苓甘草汤方

茯苓二两　甘草一两，炙　生姜三两，切　桂枝二两，去皮

上四味，以水四升，煮取二升，去滓，分温三服。

【注释】

①水渍入胃：这里指水饮渗入肠中。胃实指肠而言。

【解析】

厥而心下悸，是胃阳不足，不能化饮所致，水饮内停，水气凌心则悸，阳气被遏，不能通达四末，则手足厥冷。厥与悸皆因水饮为患，宜先治水，方用茯苓甘草汤。水饮得去，阳气得通，厥逆可愈。若饮去而厥逆仍在，再议治厥。若不如此先治水邪，再治其厥，不仅悸与厥不得痊愈，水饮还可能渗入肠中，而续发下利。

茯苓甘草汤方由茯苓、甘草、生姜、桂枝四味药组成。方中茯苓甘淡以渗利水湿。桂枝辛温，既可温阳化气以助茯苓利水除湿，更可与甘草合用辛甘化阳以通血脉，并除厥逆。生姜辛散，以温胃散水，与茯苓同用，更增化饮通阳之力。

【原文】

伤寒六七日，大下后，寸脉沉而迟。手足厥逆，下部脉①不至，咽喉不利，

唾脓血，泄利不止者，为难治。麻黄升麻汤主之。【357】

麻黄升麻汤方

麻黄二两半，去节　**升麻**一两一分　**当归**一两一分　**知母**　**黄芩**　**萎蕤**各十八
铢　**芍药**　**天门冬**去心　**桂枝**去皮　**茯苓**　**甘草**炙　**石膏**碎，绵裹　**白术**　**干
姜**各六铢

上十四味，以水一斗，先煮麻黄一两沸，去上沫，内诸药，煮取三升，去
滓，分温三服，相去如炊三斗米顷令尽②，汗出愈。

【注释】

①下部脉：指尺脉。
②相去如炊三斗米顷令尽：指在很短时间内将药服完。

【解析】

　　本条文虽列于厥阴病篇，同为厥证，实际上是肺热脾寒的上热下寒证，列
于此处，一则与厥阴肝病乘脾犯胃的上热下寒证鉴别，另则提出厥证的又一
型——痰热厥证。

"咽喉不利，唾脓血"是因伤寒
误用大下，邪不外传，反陷入里，而
肺合皮毛，邪气内陷最易归于肺，壅
遏化热而成肺热之证。喉咽为肺与外
界相通的要冲，肺热上冲，壅聚于

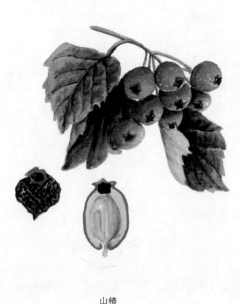

山楂

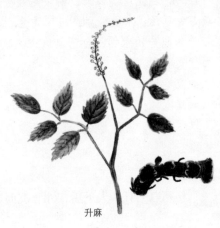

升麻

喉，发为喉部疼痛，吞咽困难。肺热内闭，壅遏气血，化为脓血，因见唾脓血之证。由此所见，手足厥逆更多属之阳郁肺热的痰热厥证。肺位最高，上以候上，肺热内闭，气血阻遏，寸脉因见沉迟。

大下后的泄利不止，即反映了患者脾寒的病机。下部脉不至，多认为是尺脉不至，亦有认为是足部脉不至。反映了或为在上的阳郁导致阳气不得下达，或为在下的脾气内虚导致推动无力。

在临床上治疗肺热脾寒的确棘手，肺热要清，但清肺宣肺之药多由润滑之性，对脾寒腹泻不利，而温脾

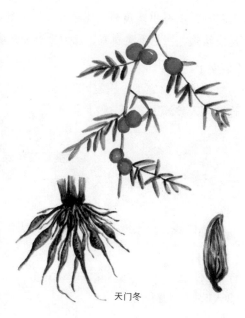

天门冬

之药大多性燥，易使肺热更甚，故属难治。仲景选择了温清并用，补泻并投的复合治法，用麻黄升麻汤。

麻黄生麻汤组方用药甚为恰当。以肺中痰热为重点，辛温宣肺之品，配辛凉甘寒之物配伍，伍以温中健脾之药，侧重于清肺热，其温脾之力较弱。药后热清肺宣痰化，汗出阳通则愈。方中重用麻黄，与石膏、甘草相伍，发越郁阳，清泄肺热。升麻升提散郁，既能助麻黄升散之力，亦可引黄芩、知母等苦寒之味直达肺之高位以清肺热，更有增甘温之剂以举脾气下陷之能。当归、天门冬、芍药、萎蕤四味养阴血而滋肺燥，因脓血乃热壅肺络后气血腐败之物，唾后必致阴血耗伤，故在清解肺热的同时，配用甘润之品以滋其燥，有标本兼治之功。

【原文】

伤寒四五日，腹中痛，若转气下趣①少腹者，此欲自利也。【358】

【注释】

①下趣：转气向下迫近少腹。趣，同趋。

【解析】

腹中痛，转气下趋少腹，既可以是虚寒下利的先兆，也可以是湿热或实热下利的先兆。虚寒如脾肾阳虚，阴寒凝滞，则腹痛；湿热下迫或实热内结，气

血凝滞，也会出现腹痛。腹中肠鸣，自觉有气从腹部下行于少腹，这是寒邪下趋或湿热、实热下迫所致，此为下利先兆表现。

【原文】

伤寒本自寒下，医复吐下之，寒格①，更逆吐下。若食入口即吐，干姜黄连黄芩人参汤主之。【359】

干姜黄芩黄连人参汤方

干姜　黄连　黄芩　人参各三两

上四味，以水六升，煮取二升，去滓，分温再服。

【注释】

①寒格：指上热与下寒相格拒，其证以饮食入口即吐为特征。

【解析】

伤寒病程中如出现肠腑结实之证，自当采用寒下之法，但因寒下为祛邪攻击之剂，极易引发变证，故需下后根据情况，对治疗方案加以调整。若不察病情变化，再以吐下法治之，则病情会进一步变化，误吐有伤津化热之变，误下则易致脾阳耗伤，形成胃热内蕴脾阳耗伤的脾寒与胃热格拒的寒格证。若医者此时再施以吐下之法，则寒热格拒更加

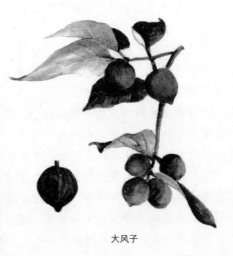

大风子

严重，出现脾升胃降逆乱、饮食入口即吐的重证。

根据本证脾寒上格、胃热气逆的病机特征，用干姜黄芩黄连人参汤清胃温脾。方中黄芩、黄连清泄胃热，胃热得清，胃气得降，呕吐自止。干姜辛温散寒，寒去则脾气得升，下利可停。人参甘温，健脾补气。诸药合用，攻补兼施，有清泄胃热，降逆止呕之功。

【原文】

下利，有微热而渴，脉弱者，今自愈。【360】

【解析】

虚寒下利的患者，病程中若见微微发热，且口中渴，脉现弱象为欲自愈的佳兆。患者由不发热向微发热转变，反映出阴邪渐化，寒邪渐去，正气奋起抗邪之势。虚寒下利，由于寒湿内蕴，口多不渴。如患者由口不渴向口渴转化，乃寒湿渐化，津不及布的表现，与热盛伤津不同，临床易于区分。脉弱既反映了病程中正气不足，亦表明其时邪气不盛，值此之时，患者才有向愈之机。

【原文】

下利，脉数，有微热汗出，今自愈；设复紧，为未解。【361】

【解析】

本条承第360条而来，列出了寒利证自愈的另一种表现及不解的证候特征。本条原文"设复紧，为未解"中的"复"字，点出在脉数出现之前，当见紧脉，属于虚寒下利之脉。下利同时脉现数象，并见微发热汗出，即是病愈自解之象。反映了患病机体阳气回复、正气渐旺、正能奋起驱邪的机转。其脉数必兼和缓之象，为正能与邪抗争的体现。汗出见于下利欲自解之证，是阳气渐充，津得输布，灌溉全身的佳象。但必微微汗出方为佳兆，若为大汗出不止则是津气外泄、阳失外固之候。

下利病程中脉由数而和缓复转为紧者，是邪气复聚，寒邪又盛之象，为病未解。

【原文】

下利，手足厥冷无脉者，灸之不温。若脉不还，反微喘者，死。少阴负趺阳①者，为顺也。【362】

【注释】

①少阴负趺（fū）阳：即太溪脉小于趺阳脉。少阴即太溪脉，用以候少阴肾气盛衰；趺阳即冲阳脉，用以候阳明胃气盛衰。

【解析】

阴盛阳虚，清气不升则下利。真阳耗伤，四末失温故手足厥冷。阳气不足无以鼓动血脉，故见无脉之候。治当温补阳气，用灸法可起到确切的疗效。若用灸法后厥冷不回、脉搏不出，往往是阴寒极盛而阳气已绝，病情极为严重，若再加上微喘，则为肺肾之气已绝之象，故主死候。

若于温灸后寸口脉虽未及，但太溪脉由微弱搏动，趺阳脉搏动更为明显者，提示肾阳虽衰而胃气尚存，病虽重而仍可救治，故为顺候。

【原文】

下利，寸脉反浮数，尺中自涩者，必清脓血。【363】

【解析】

虚寒下利，阴证反见浮数之阳脉，表示阳气来复，但阳复太过，损伤血络，同时灼伤阴血，故尺脉涩，便脓血。

【原文】

下利清谷，不可攻表，汗出，必胀满。【364】

【解析】

本条重申里虚下利兼表证的治疗，应先里后表，禁用先治表而发汗的方法。

下利清谷，为脾肾阳虚，清气不升，腐熟无力的表现，患者可能还伴见畏寒肢冷，小便色白，舌淡苔白滑，脉微细等脾肾阳衰的表现。当此正气不足之时，极易招致外邪的侵袭，出现里虚寒兼表证的复杂证候。治当先里后表，若先攻表，不仅外邪不去，更会因汗出伤阳，出现脾阳更耗，寒湿更盛，则气机阻滞而腹部胀满。

【原文】

下利，脉沉弦者，下重①也；脉大者，为未止；脉微弱数者，为欲自止，虽发热，不死。【365】

【注释】

①下重：肛门部有重滞的感觉。

【解析】

下利脉见沉弦，沉为在里，弦为气机不畅，故常伴后重之感。下利而脉象现大反映邪气盛实，"大则病进"，故病不会转愈。下利脉现微弱数者是邪气渐至衰微，阳气逐渐恢复之象，故下利必将自然停止，即便有发热之象，亦是正能与邪相争，因邪气已衰，故预后不会太过凶险。

【原文】

下利，脉沉而迟，其人面少赤，身有微热，下利清谷者，必郁冒，汗出而解，患者必微厥。所以然者，其面戴阳①，下虚②故也。【366】

【注释】

①戴阳：患者苍白的脸上出现游移不定的红晕，乃虚阳浮越所致。
②下虚：肾阳虚衰。

【解析】

下利清谷,脉沉而迟,为里有寒。面少赤,身有微热,为表未解。本条比第317条脉证皆轻,故能作郁冒汗出而解。面赤为戴阳,阳在上也。因其戴阳,故郁冒而汗出。因其下虚,故下利清谷而厥逆。热微厥亦微,故面亦少赤。此阴阳相等,寒热自和,故易愈。

本证戴阳证的表现为"面赤为微酣状",与少阴病"面赤如妆"的戴阳证有所不同。

【原文】

下利,脉数而渴者,今自愈;设不差,必清脓血,以有热故也。【367】

【解析】

下利属阳虚,脉当沉紧,今反见脉数且口渴是阳气有恢复之机,反映正能与邪相争,津液未及输布,随着时间推移,机体将发挥自我调节机制,而疾病自愈。如果阳气来复,疾病不能自愈,说明机体阴阳不能达成平衡,多为阳复太过之证。阳热偏盛,必见下利脓血。

【原文】

下利后脉绝,手足厥冷,晬时脉还,手足温者生,脉不还者死。【368】

【解析】

下利止后,患者现脉绝、手足厥冷等证,是阳气耗伤、些微欲绝之象,一般预后不良。但由于其利已止,些微之阳尚有渐复之机,若一昼夜后由脉绝转至脉微或细弱和缓、手足亦温,说明患者通过自身调节,阳气有渐复之机;相反,如虽经一昼夜观察脉仍未见好转,则系机体阳气无回复之望,故为死证。

【原文】

伤寒下利,日十余行,脉反实^①者死。【369】

【注释】

①脉反实:实,谓脉来坚实有力,多见于大实证。现虚证而见实脉,故称"反"。

【解析】

虚寒下利,若见脉细、微弱之象,既是正虚,亦是邪微,而若再见到实脉之后,则正气大虚,邪气盛实,正不胜邪,所谓病胜脏也,故死。

【原文】

下利清谷，里寒外热，汗出而厥者，通脉四逆汤主之。【370】

通脉四逆汤方

甘草二两，炙　附子大者一枚，生，去皮，破八片　干姜三两，强人可四两

上三味，以水三升，煮取一升二合，去滓，分温再服，其脉即出者愈。

【解析】

下利清谷为脾肾阳衰，清气不升，腐熟不能之象。里寒外热是一系列证候表现的概括，里寒是指由于脾肾阳虚而导致的下利清谷，畏寒肢冷，小便色白，脉细欲绝等证；外热是指患者由于虚阳被格拒于外而表现出的身大热反欲得衣被，面色如妆，浮游不定等。阳气衰微，阳不固阴而致汗出，阳气衰微，四末失于温煦故见手足厥冷。治用通脉四逆汤，使阳气内行，而厥与利俱止。

方中附子、干姜大剂量使用，以急驱阴寒，甘草补益和中，三药合用，共奏破阴回阳，通达内外之功。

【原文】

热利，下重者，白头翁汤主之。【371】

白头翁汤方

白头翁二两　黄檗　黄连　秦皮各三两

上四味，以水七升，煮取二升，去滓，温服一升，不愈，更服一升。

【解析】

伤寒热邪入里，因而作利者，谓热利。热利下重，热邪下注，虽利而不得出。治用白头翁汤清热燥湿，凉肝解毒。

白头翁汤为治疗热利下重的宣剂。方中白头翁清热燥湿，为治疗热利要药。黄檗、黄连清热解毒。秦皮清肝化湿热。

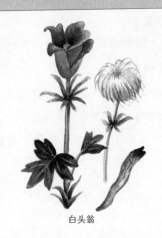

白头翁

【原文】

下利，腹胀满，身体疼痛者，先温其里，乃攻其表。温里四逆汤；攻表桂枝汤。【372】

桂枝汤方

桂枝三两，去皮　**芍药**三两　**甘草**二两，炙　**生姜**三两，切　**大枣**十二枚，擘

上五味，以水七升，煮取三升，去滓，温服一升，须臾啜热稀粥一升，以助药力。

【解析】

下利而腹尚胀满，为里有虚寒，身疼痛为表未解。治宜先温其里，用四逆汤，再温散解表，用桂枝汤。

【原文】

下利，欲饮水者，以有热故也，白头翁汤主之。【373】

【解析】

伤寒自利不渴者，为脏有寒，为太阴自受寒邪。下利欲饮水者，为里有热，传经之邪，厥阴受之也。治用白头翁汤除热坚下。

【原文】

下利①，谵语者，有燥屎也，宜小承气汤。【374】

小承气汤方

大黄四两，酒洗　**枳实**三枚，炙　**厚朴**二两，去皮，炙

大黄四两
泻热通便

枳实三枚
苦辛破结

厚朴二两
苦温下气

上三味，以水四升，煮取一升二合，去滓，分二服。初一服，谵语止，若更衣者，停后服，不尔尽服之。

【注释】

①下利：指热结旁流。

【解析】

　　热结旁流，虽言下利，实为不畅。燥热循经上扰心神，故发谵语。本条燥屎证应理解为厥阴病的燥化现象。既可以出现在厥阴病过程中的阴虚肠燥现象，本虚标实，也可以出现在厥阴病解而阳复太过，津伤成燥结。用小承气汤轻下，以护厥阴阳气。

【原文】

　　下利后更烦，按之心下濡者，为虚烦也，宜栀子豉汤。【375】

栀子豉汤方

肥栀子十四个，擘　　**香豉**四合，绵裹

　　上二味，以水四升，先煮栀子，取二升半，内豉，更煮取一升半，去滓，分再服。一服得吐，止后服。

【解析】

　　大便通利后，有形之燥实可随之而去。若在便通后心烦更盛，但按之心下濡软，是燥结已去，邪热未除之象。正因实结已去，无形邪热内扰，致心神失宁，故宜清宣无形之热，用栀子豉汤。

【原文】

　　呕家，有痈脓①者，不可治呕，脓尽自愈。【376】

【注释】

①痈脓：理解为一种应排出体外的代谢腐秽产物。

【解析】

　　若呕因痈脓而作，不可单独止呕，待脓尽痈消则呕自愈。因痈脓内积而导致的呕吐是正气奋起驱邪外出的反映，若见呕便先止呕必然导致邪不得出而生他变。

【原文】

　　呕而脉弱，小便复利，身有微热，见厥者难治。四逆汤主之。【377】

【解析】

呕而脉弱，正气不足则脉弱，阴寒之气上逆，胃失和降则呕。肾阳虚衰，下焦固摄无权，阳不摄阴，故见小便利。身有微热，为阴寒内盛，虚阳外越所致。此时见厥，为肾阳竭厥，四末失温所致，病情危重，故曰难治。治用四逆汤急救回阳。

【原文】

干呕，吐涎沫，头痛者，吴茱萸汤主之。【378】

吴茱萸汤方

吴茱萸一升，汤洗七遍　　**人参**三两　　**大枣**十二枚，擘　　**生姜**六两，切

上四味，以水七升，煮取二升，去滓，温服七合，日三服。

【解析】

本条证候是典型的厥阴寒证。

肝阳不足则阴寒内盛，寒气上逆，最易乘犯胃土而作干呕之状。阳虚疏达无力，土壅水积留而为饮，随气上逆，证见吐出清稀唾液。肝寒气逆，循经上冲，清阳不利则头痛，由于厥阴肝经与督脉会于巅顶，故肝寒上逆之头痛常以巅顶痛为特征。治疗以温降肝逆为主，用吴茱萸汤。俾肝木得温，气逆得降，干呕、吐涎沫、头痛诸证自除，体现了"治病求本"的治疗思想。

吴茱萸暖肝降浊，生姜温胃降逆、大枣、人参补中益气，培土抑木。诸药合用，共奏温中益气，升阳散寒之功。吴茱萸汤证在《伤寒论》中，涉及阳明、少阴、厥阴三经的病变。从方证分析，肝寒犯胃为病之根本，实属厥阴寒证。列于阳明与胃家实鉴别，列于少阴与少阴吐利对举。

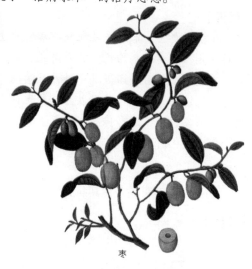

枣

【原文】

呕而发热者，小柴胡汤主之。【379】

小柴胡汤方

柴胡八两　**黄芩**三两　　**人参**三两　　**甘草**三两，炙　　**生姜**三两，切　　**半夏**半升，洗　　**大枣**十二枚，擘

上七味，以水一斗二升，煮取六升，去滓，更煎取三升，温服一升，日三服。

【解析】

　　厥阴与少阳相表里，入则厥阴，出则少阳。本条是厥阴病转出少阳的证候。本条叙述虽简，但是少阳证已具，如第149条"伤寒五六日，呕而发热者，柴胡汤证具……"，第101条"有柴胡证，但见一证便是，不必悉具"等，故用小柴胡汤和解枢机。

【原文】

　　伤寒大吐大下之，极虚，复极汗出者，以其人外气怫郁①，复与之水，以发其汗，因得哕②。所以然者，胃中寒冷故也。【380】

【注释】

①外气怫郁：患者体表无汗而有烦闷之感。外气，指体表之气。怫郁，心情不舒畅。

②哕：呃逆。

【解析】

　　吐、下之法，本是伤寒病程中常用治法，用于邪实内盛，效果显著，但需中病即止，以免过剂伤正。恣意用吐、下之法，常致脾胃阳气大虚，若再以辛温峻剂发汗，汗后旋即表气不畅，且烦闷异常者，是脾胃之气已伤，营卫生化乏源，无以作汗之候。若误以为证属表郁未解，而以饮水助发汗，则胃阳损伤更重，寒象内生，水邪停积，胃气上逆，因见呃逆之证。究其机制，是胃中寒冷，失于运化所致。

【原文】

　　伤寒，哕而腹满，视其前后①，知何部不利，利之则愈。【381】

【注释】

①前后：指前后二阴，引申为大小便。

【解析】

本条通过诊察患者大便、小便的情况，判断病因，随证治之，突出中医"审因论治"的辨证精神。

哕证有寒热虚实之异，第380条言胃中寒冷，本条所述则为邪实内结，见哕而腹部胀满之候。邪结于何处，可根据证候不同做出判断。小便不畅则水邪内逼，大便不通则肠腑闭塞，皆可引发胃气上逆，导致哕证。"知何部不利，利之则愈"，根据其邪踞部位，采用相应的方法祛邪治疗，应视其邪结部位与邪结轻重，采用利尿逐水或通便攻下等方法治之。

◎辨霍乱病脉证并治◎

【原文】

问曰：病有霍乱者何？答曰：呕吐而利，名曰霍乱①。【382】

【注释】

①霍乱：突发吐利的急性胃肠疾病，此是根据疾病特点命名，含义较广，非专指现代医学的"霍乱（感染霍乱弧菌的霍乱病）"。

【解析】

本条以问答的形式，揭示了霍乱病的特征，列于篇首，有提纲挈领的作用。

呕吐与下利暴作，是诊断为霍乱的重要指征，但尚需与其他病证相鉴别。呕吐下利作为霍乱的主证，往往起病突然，且表现剧烈。此与其他病证影响到肠胃而呕吐下利不同。本证常见吐下无度、心腹胀痛不安等，病情往往在极短时间内即发生变化，出现伤阴损阳之变。而其他病证，即便出现吐利，亦不会立即导致阴阳耗竭。

本条提示，从病情轻重、演变缓急等多方位考察，才不会发生误诊。

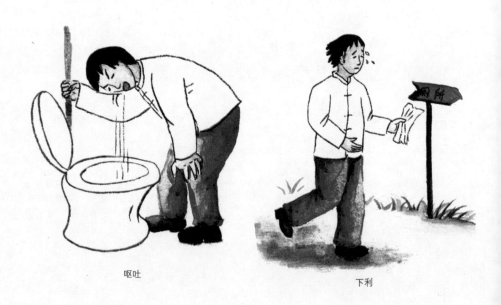

呕吐

下利

【原文】

问曰：病发热，头痛，身疼，恶寒，吐利者，此属何病？答曰：此名霍乱。自吐下①，又利止，复更发热也。【383】

【注释】

①自吐下：说明霍乱病从内而发，不受表邪的影响。

【解析】

霍乱是表里之邪相并，乱于肠胃，清浊相干，升降失调的胃肠疾病。因此，霍乱以突然发生剧烈的呕吐下利为特征。除此二证之外，尚可伴有恶寒发热、头痛身疼之证。本条所示即是霍乱在里之邪波及肌表，导致营卫功能失常时所见的证候类型。

由于霍乱的吐利是病从内发，而非误治，故仲景称其"自吐下"。该证若里气平和则吐利会自然消失，但由于肌表营卫之气尚未调和，故还可见发热等肌表不和之证。

【原文】

伤寒①，其脉微涩者，本是霍乱②，今是伤寒，却四五日至阴经上，转入阴必利，本呕下利者，不可治也。欲似大便而反失气，仍不利者，属阳明③也，便必硬，十三日愈，所以然者，经尽故也。下利后，当便硬，硬则能食者愈；今反不能食，到后经中，颇能食，复过一经④能食，过之一日，当愈。不愈者，不属阳明也。【384】

【注释】

①伤寒：指六经病证。
②本是霍乱：病起于霍乱。本，根源。
③属阳明：指胃气和。阳明，代指胃气。
④一经：按古代传经之说，六日为一经。

【解析】

脉微为亡阳，涩为亡血。伤寒脉微涩则本是霍乱，吐利亡阳、亡血。吐利止，伤寒之邪未已，还是伤寒，却四五日邪传三阴经之时，里虚遇邪，必作自利。本呕者邪甚于上，又利者邪甚于下，先霍乱里气大虚，又伤寒之邪转入利复作利，则里气再伤，故不可治。若欲大便而反矢气仍不利者，胃气复而成实，邪气衰而欲退也，故可期之十三日愈，所以然者，十二日是经气再周，大邪自解，更过一日，病必愈。

下利后，亡津液，当便硬。能食为胃和，必自愈，不能食者为胃未和。到后经中为复过一经，言七日后再经也。颇能食者胃气方和，过一日病当愈。其不愈者则病不属阳明，虽能食，不得为胃和，故病不愈。

霍乱病由于胃气损伤较重，胃气恢复需要较长时间。并将"能食"作为胃气恢复的指标，本条原文中从不能食到颇能食，再到能食实际上说明了胃气由弱变强的恢复过程。

【原文】

恶寒脉微，而复利，利止，亡血也，四逆加人参汤主之。【385】

四逆加人参汤方

甘草二两，炙　附子一枚，生，去皮，破八片　干姜一两半　人参一两

上四味，以水三升，煮取一升二合，去滓，分温再服。

【解析】

霍乱吐利，气随液泄，阳随气脱，真阳虚竭，肌肤失温而恶寒。阳气虚衰，无力固定气血而脉微。病情进一步发展，直至泄利无度，阴血耗伤，无物可下，而利自止。此利止绝非阳气来复，而是阴液枯竭，此处亡血作亡津液解，故本证性质应是阳气既虚，阴分亦不足。

由于本证不仅阳气衰微，更因利下过度而致阴亦欲竭，故治疗不仅应顾其阳，亦应兼顾其阴。方用四逆汤回阳救逆为主，更以人参大补元气、生津益液。

【原文】

霍乱，头痛，发热，身疼痛。热多欲饮水者，五苓散主之；寒多不用水者，理中丸主之。【386】

理中丸方

人参　干姜　甘草炙　白术各三两

上四味，捣筛，蜜和为丸，如鸡子黄许大，以沸汤数合，和一丸，研碎，温服之。日三服，夜二服，腹中未热，益至三四丸，然不及汤。汤法，以四物，依两数切，用水八升，煮取三升，去滓，温服一升，日三服。若脐上筑[①]者，肾

气动也，去术，加桂四两。吐多者，去术，加生姜三两。下多者，还用术。悸者，加茯苓二两。渴欲得水者，加术，足前成四两半。腹中痛者，加人参，足前成四两半。寒者，加干姜，足前成四两半。腹满者，去术，加附子一枚。服汤后，如食顷②，饮热粥一升许，微自温，勿发揭衣被。

【注释】

①脐上筑：形容脐上跳动不安，如捣物之状。筑，捣。
②食顷：约一顿饭的工夫。

【解析】

霍乱必有吐利之证，头痛、发热、身疼痛为霍乱之表证，由于霍乱病表里合邪，具体施治时应采用热多或寒多而用不同的方药。以中焦为阴阳之交，邪稍高者居阳分，则为热，热多欲饮水者与五苓散去水以泄热，通阳化气，利小便而实大便；邪稍下者居阴分，则为寒，寒多不用水者与理中丸，温阳助运，调理脾胃，而治吐利。

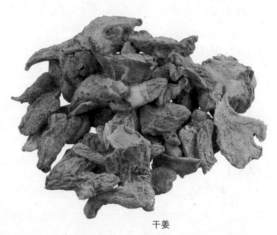

干姜

理中丸（汤）是治疗太阴病的主方，太阳病篇第 159 条"理中者，理中焦"是本方功用的主要说明。《黄帝内经》曰：脾欲缓，急食甘以缓之。方中人参、白术、甘草之甘以缓脾气调中。寒淫所胜，平以辛热，干姜之辛以温胃散寒。

脐上筑者，肾气上而之脾，脾方受气，甘能壅脾气，故去白术；辛能下肾气，故加桂枝。

吐多者，气方上壅。甘能壅气，故去白术；辛能散气，故加生姜。

下多者，脾气不守，故须白术以固之。

悸者，肾水上逆，故加茯苓以导之。

渴欲得水者，津液不足，白术之甘以缓之。

腹中痛者，里虚不足，加人参以补之。

寒者，腹中气寒，辛以温之，加干姜。

腹满者，气滞不行。气得甘则壅，得辛则行，故去白术加附子。

【原文】

吐利止而身痛不休者，当消息①和解其外，宜桂枝汤小和②之。【387】

桂枝汤方

桂枝三两，去皮　芍药三两　生姜三两　甘草二两，炙　大枣十二枚，擘

上五味，以水七升，煮取三升，去滓，温服一升。

【注释】

①消息：斟酌之意。

②小和：微和，谓不需猛烈之剂。

【解析】

霍乱吐利常兼表证，经治疗后，里已和而表未和，此时解表，即使表闭无汗也禁用麻黄汤峻汗。由于吐利后正气受伤，津血不足，可根据情况，斟酌用桂枝汤小和之，以调和营卫的方法治之。

【原文】

吐利汗出，发热恶寒，四肢拘急，手足厥冷者，四逆汤主之。【388】

四逆汤方

甘草二两，炙　干姜一两半　附子一枚，生，去皮，破八片

上三味，以水三升，煮取一升二合，去滓，分温再服，强人可大附子一枚、干姜三两。

【解析】

霍乱吐利，极易伤及脾肾阳气。阳虚不能摄阴，则汗出不止。阳虚四末失温，则手足厥冷。吐利致阴液耗损，阴阳两虚，筋脉失温失濡，则四肢拘急。发热恶寒是兼有表证。本条所述之证乃阳衰阴虚所致。由于津液不足源于阳衰，故先治以四逆汤，急复阳气，阳回吐利自止而汗出停止，则阴液可以自复。

【原文】

既吐且利，小便复利而大汗出，下利清谷，内寒外热，脉微欲绝者，四逆

汤主之。【389】

【解析】

霍乱吐利交作，津液耗损，小便当少而不利，此则小便反利，这是肾阳大衰，阳不摄阴的表现。大汗出，则是阳虚不能固表所致。下利清谷，为脾肾阳衰，火不暖土，腐熟无权的表现。心肾阳衰，鼓动无力，则脉微欲绝。虚阳被盛阴格拒而外越，于是形成内寒外热，即真寒假热的阴盛格阳证。这是剧烈吐利之后，阳气大伤，病重且急，故用四逆汤回阳救逆以摄阴。

【原文】

吐已下断①，汗出而厥，四肢拘急不解，脉微欲绝者，通脉四逆加猪胆汁汤主之。【390】

通脉四逆加猪胆汁汤方

甘草二两，炙　干姜三两，强人可四两　附子大者一枚，生，去皮，破八片　猪胆汁半合

上四味，以水三升，煮取一升二合，去滓，内猪胆汁，分温再服，其脉即来，无猪胆，以羊胆代之。

【注释】

①吐已下断：即吐利停止。已，停止。断，断绝。

【解析】

吐下已止，津液内竭则不当汗出。汗出者不当厥，今汗出而厥，四肢拘急不解，脉微欲绝者阳气大虚，阴气独盛，于法为较危矣。故与四逆加干姜一倍以救欲绝之阳，而又虑温热之过，反为阴气所拒而不入，故加猪胆汁之苦寒以为向导之用。

【原文】

吐利发汗，脉平，小烦者，以新虚①不胜谷气故也。【391】

【注释】

①新虚：指大病初愈，胃气尚弱。新，新近，刚刚。

【解析】

霍乱吐利，经治疗后，脉见平和，说明大邪已去，病证向愈。若尚有轻微心烦不适，多为大病新瘥，体质较弱，脾胃之气未能恢复，饮食水谷难以消化，所以要注意饮食调节，否则会出现胃部不舒之消化不良的证候。本条重申保护胃气的重要性。

◎辨阴阳易差后劳复病脉证并治◎

【原文】

伤寒，阴阳易①之为病。其人身体重，少气，少腹里急，或引阴中拘挛②，热上冲胸，头重不欲举，眼中生花，膝胫拘急者，烧裈散主之。【392】

烧裈散方

妇人中裈③近隐处，剪烧作灰

上一味，水服方寸匕，日三服。小便即利，阴头微肿，此为愈矣。妇人病，取男子裈烧服。

【注释】

①阴阳易：因病后过早房事而致疾病复发的病证。由于病后精气虚损，症状与原病已大有不同，故称易。男子大病新瘥，尚有余热，妇人与之交而得病，名曰阳易；妇人大病新瘥，余热未尽，男子与之交而得病者，名曰阴易。

②阴中拘挛：牵引阴部拘急痉挛。

③中裈（kūn）：裈，裤子。即内裤。

【解析】

伤寒病后大多正气内虚而余邪留恋，过早房事易耗不足之气，更损却内虚之精，余邪乘虚而发，导致阴阳易证。患者身体沉重，感觉气少不足以息，是房事后耗伤元气之象；少腹紧张急

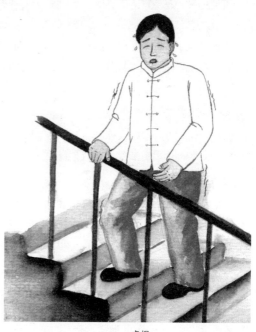

虚损

迫，有的甚至出现阴部牵引拘急，是阴精内亏筋脉失去濡养之证。房事后伤及肾中之精，致令精亏于下而火热之毒炎于上，患者出现热气上逆冲于胸膈，头重抬不起，眼睛发花，膝和小腿拘急痉挛之象。针对精气内耗、热毒留扰这一虚实夹杂的病机，治当调补阴阳，祛除热毒之邪。

　　仲景给出治疗阴阳易证的方药是烧裈散方，该方是取用妇人内裤（男子患病）或男子内裤（妇人患病）裆部近阴处的布料，烧灰制成。传统理论认为该方能畅利小便，使热毒从阴部下泄，从而达到引邪外出之目的。

　　关于烧裈散方是否有治疗价值，历代医家多有争论，有从阴阳相求，引热毒下行来解释其作用机制。有认为烧裈散方缺乏科学价值，但也未全盘否定。但是，病后注意调养，尤其禁忌房事对临床具有指导意义。

【原文】

　　大病①差后，劳复者，枳实栀子豉汤主之。若有宿食者，加大黄如博碁子大五六枚。【393】

枳实栀子豉汤方

枳实三枚，炙　　**栀子**十四枚，擘　　**豉**一升，绵裹

　　上三味，以清浆水②七升，空煮取四升，内枳实栀子，煮取二升，下豉，更煮五六沸，去滓，温分再服，覆令微似汗。若有宿食者，内大黄如搏棋子五六枚。

【注释】

①大病：中医认为中风、伤寒、热劳、温疟等均属大病之类。
②清浆水：一说即淘米泔水，久贮味酸者佳。

【解析】

　　大病初愈，正气尚弱，阴阳未和，余热未清，脾胃未调，当慎起居，节饮食，防止疾病复发。劳复证的特征是因"劳"而致疾病复发，多言多虑劳其神，早坐早行劳其力，因此，在形式和内容上，都要注意不要太"劳"。至于劳复证的形成机制，大多是因病后劳则气上，余热复聚使然。治用枳实栀子豉汤清宣余热，宽中行气。以方测证，当有热留胸膈、心烦、脘痞等证。

　　方中枳实宽中行气；栀子清热除烦；豆豉宣透邪气。用清浆水煮药，取其性凉善走，调中开胃以助消化。

【原文】

伤寒差已后，更发热者，小柴胡汤主之。脉浮者，以汗解之；脉沉实者，以下解之。【394】

小柴胡汤方

柴胡八两　人参二两　黄芩二两　甘草二两，炙　生姜二两　半夏半升，洗
大枣十二枚，擘

【解析】

本条讲述伤寒瘥后发热的不同证治。

发热是患者大病瘥后易见的症状。本条对瘥后发热的处理以汗、下、和解三法，昭示瘥后发热气证各异。在汗、下二法选方上未置定数，含有因证情不同，可灵活选方的思想，是"观其脉证，知犯何逆，随证治之"的原则的再一次体现。

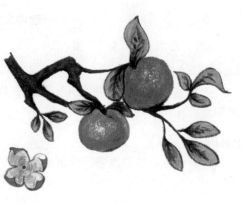

橘

【原文】

大病差后，从腰已下有水气者，牡蛎泽泻散主之。【395】

牡蛎泽泻散方

牡蛎熬　泽泻　蜀漆暖水洗，去腥　葶苈子熬　商陆根熬　海藻洗，去咸　栝
楼根各等分

上七味，异捣，下筛为散，更于臼中治之，白饮和服方寸匕，日三服。小便利，止后服。

【解析】

本条讲述大病后水肿实证的证治。

大病瘥后，湿热壅滞，水气不利，故腰以下有水气，出现水肿实证，治用牡蛎泽泻散。本条原文叙述简略，以方测证，当有下之水肿，大小便不利，脉沉实等实证的表现。

方中泽泻、商陆根泻水利小便；牡蛎、海藻软坚消肿；葶苈子、蜀漆泻肺逐饮；栝楼根生津养阴通血脉。白饮和服，有逐水清热，软坚散结之效，注意小便利即停止服。

【原文】

大病差后，喜唾，久不了了者，胃上有寒，当以丸药温之，宜理中丸。【396】

理中丸方

人参　白术　甘草炙　干姜各三两

上四味，捣筛，蜜和为丸，如鸡子黄许大，以沸汤数合，和一丸，研碎，温服之，日三服。

【解析】

大病瘥后，脾胃虚寒，胃阴虚者津液不生，则口干欲饮。胃阳弱者津液不摄，聚于脘膈上泛，源源不绝，故泛吐稀薄痰涎。因为证属虚寒，临床上亦可见面色不华，口不渴，喜温畏寒，小便清白等证。治疗宜缓不宜急，必以补益其虚，以温益其阳，用理中丸。

方中人参、甘草补中益气；干姜温中祛寒；白术健脾燥湿。诸药合用，共奏温中散寒，健脾燥湿之功。

【原文】

伤寒解后，虚羸少气，气逆欲吐者，竹叶石膏汤主之。【397】

竹叶石膏汤方

竹叶二把　石膏一斤　半夏半升，洗　麦门冬一升，去心　人参二两　甘草二两，炙　粳米半斤

上七味，以水一斗，煮取六升，去滓，内粳米，煮米熟，汤成去米，温服

一升，日三服。

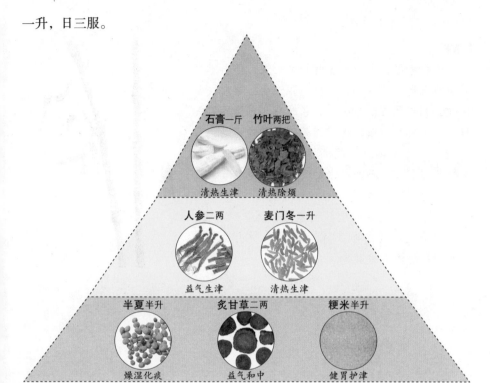

石膏一斤　清热生津　　竹叶两把　清热除烦

人参二两　益气生津　　麦门冬一升　清热生津

半夏半升　燥湿化痰　　炙甘草二两　益气和中　　粳米半升　健胃护津

【解析】

伤寒解后，是言大邪已去。虚羸，是言患者虚弱消瘦，此为形伤，也就是精伤的表现；少气，是言患者气少不足以息，这是气伤的表现；气逆欲吐，是余热未尽，内扰于胃，胃失和降的表现。临床上可见食欲缺乏，恶闻荤腥，口干心烦，少寐不眠，舌红少苔，脉虚数等脉证。治当清热和胃，益气生津，用竹叶石膏汤。

竹叶石膏汤是白虎加人参汤的加减，方中竹叶、石膏甘寒清热以除烦；人参、麦门冬益气生津，滋阴润燥；甘草、粳米补中益气养胃；半夏和胃降逆止呕，又能防止补药之滞。

【原文】

患者脉已解①，而日暮微烦，以病新差，人强与谷，脾胃气尚弱，不能消谷，故令微烦，损谷②则愈。【398】

【注释】

①脉已解：脉象恢复正常。

②损谷：适当节制饮食。

【解析】

　　大病新瘥，出现日暮时轻度心烦，是出于病后脾胃气弱，不慎饮食，或勉强进食，导致饮食难化，积滞肠胃的缘故。日暮时分，自然界阳气转衰，脾胃之虚阳，得不到天阳之气的资助，消化能力因之减弱。大病新瘥，不当与谷而强与之，胃虚谷实，不能胜之则发烦热，适当节制饮食，即可不药自愈。

　　仲景在此再次强调热病愈后，调护的必要，而保护胃气尤为重要。"损谷则愈"道出了调节饮食对疾病恢复的重要性。

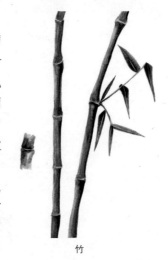

竹